LABORATOIRE DE PHYSIOLOGIE DE L'ÉCOLE VÉTÉRINAIRE DE TOULOUSE

RECHERCHES EXPÉRIMENTALES

SUR LA

MALADIE CHARBONNEUSE

PAR

H. TOUSSAINT

DOCTEUR ÈS SCIENCES NATURELLES ET EN MÉDECINE
LAURÉAT DE L'INSTITUT
(PRIX DE PHYSIOLOGIE EXPÉRIMENTALE)
PROFESSEUR DE PHYSIOLOGIE A L'ÉCOLE VÉTÉRINAIRE DE TOULOUSE
CHARGÉ DU MÊME COURS A L'ÉCOLE DE MÉDECINE
DE CETTE VILLE

PARIS

ASSELIN & Cⁱᵉ, LIBRAIRES DE LA FACULTÉ DE MÉDECINE
ET DE LA SOCIÉTÉ CENTRALE DE MÉDECINE VÉTÉRINAIRE
PLACE DE L'ÉCOLE DE MÉDECINE

1879

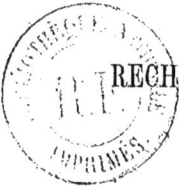

RECHERCHES EXPÉRIMENTALES

SUR LA

MALADIE CHARBONNEUSE

PRINCIPALES PUBLICATIONS DE L'AUTEUR

Anatomie comparée du nerf pneumogastrique faite au point de vue des applications à la physiologie expérimentale. — Asselin, Paris, 1869.

Le cheval dans la station préhistorique de Solutré (avec M. DUCROST). *Association française pour l'avancement des sciences.* Congrès de Lyon, 1873.

Application de la méthode graphique à la détermination du mécanisme de la réjection dans la rumination. *Archives de physiologie. 1874 et Comptes rendus de l'Acad. des sciences.*

De la variation négative dans les différentes formes de contraction, en commun avec le Dr MORAT, travail couronné par l'Institut. (Prix de physiologie expérimentale 1876) *in Archives de physiologie 1877 et Comptes rendus de l'Institut 1875 et 1876.*

Précis de chirurgie vétérinaire comprenant l'anatomie chirurgicale et la médecine opératoire en collaboration avec M. PEUCH, 2 forts vol. in-8, Asselin. Paris, 1876 et 1877.

De l'état électro-tonique dans l'excitation unipolaire des nerfs (en commun avec M. MORAT). *Comptes rendus, 1877.*

De l'intervention des puissances respiratoires dans les actes mécaniques de la digestion. Thèse pour le doctorat ès sciences naturelles. Lyon, 1877.

Sur une forme de maladie charbonneuse causée par un vibrion aérobie. *Comptes rendus de l'Institut, 1878.*

Rapport à M. le ministre de l'agriculture et du commerce sur une mission dans la Beauce ayant pour objet l'étude du charbon, 1879.

LYON — IMP. PITRAT AINÉ, RUE GENTIL, 4.

LABORATOIRE DE PHYSIOLOGIE DE L'ÉCOLE VÉTÉRINAIRE DE TOULOUSE

RECHERCHES EXPÉRIMENTALES

SUR LA

MALADIE CHARBONNEUSE

PAR

H. TOUSSAINT

DOCTEUR ÈS SCIENCES NATURELLES ET EN MÉDECINE
LAURÉAT DE L'INSTITUT
(PRIX DE PHYSIOLOGIE EXPÉRIMENTALE)
PROFESSEUR DE PHYSIOLOGIE A L'ÉCOLE VÉTÉRINAIRE DE TOULOUSE
CHARGÉ DU MÊME COURS A L'ÉCOLE DE MÉDECINE
DE CETTE VILLE

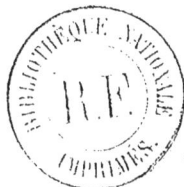

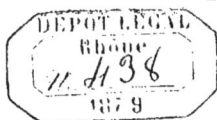

PARIS

ASSELIN & Cie, LIBRAIRES DE LA FACULTÉ DE MÉDECINE
ET DE LA SOCIÉTÉ CENTRALE DE MÉDECINE VÉTÉRINAIRE
PLACE DE L'ÉCOLE DE MÉDECINE
—
1879

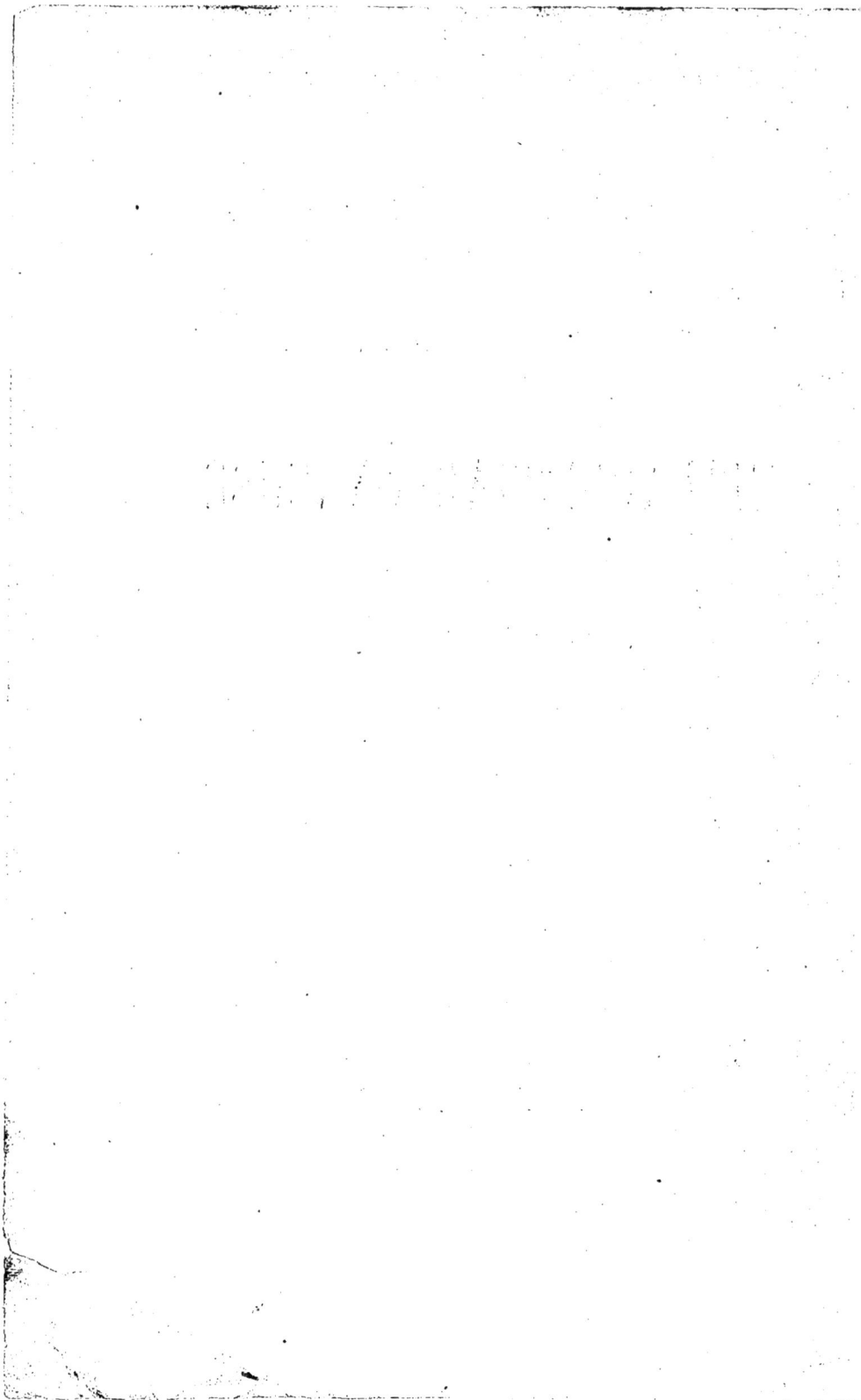

PRÉFACE

J'ai proscrit de la partie expérimentale de ce travail toute hypothèse non immédiatement contrôlée par l'expérience, c'est dire qu'on n'y rencontrera que des faits et les conséquences logiques et immédiates qu'il est permis d'en tirer touchant la maladie que j'ai spécialement étudiée, c'est-à dire le charbon.

Néanmoins, dans l'étude de cette maladie infectieuse, dont la cause est actuellement mise hors de doute, on est porté tout naturellement à la comparer avec les affections de la même famille encore peu connues, mais dont il est permis de soupçonner l'étiologie, grâce à l'impulsion remarquable donnée à la pathologie, par les travaux de M. Pasteur. On se sent enfin fort disposé à étendre aux autres maladies infectieuses la signification des faits révélés par l'étude de la bactéridie.

Qu'une généralisation de cette nature ne puisse être complète et qu'il y ait des différences notables dans le mode d'origine et de propagation du charbon et des ma-

ladies infectieuses telles que les affections des marais, la
fièvre jaune, le choléra, la peste, la fièvre typhoïde, les
maladies septiques ou puerpérales, il n'en faut pas douter ; mais certaines réflexions nous conduisent forcément
à admettre que la cause de ces diverses affections n'est et
ne peut être autre chose qu'un organisme capable de se
multiplier avec plus ou moins de rapidité et de causer les
désordres observés. Voici en quelques lignes comment
j'estime qu'il est possible de concevoir l'infection et la
nature du germe contage dans l'état actuel de nos con-
naissances.

Quelle que soit l'opinion que l'on professe sur les maladies infectieuses, on est obligé d'admettre qu'elles sont
causées par un agent venu de l'extérieur. Quelle est
donc la nature de cet agent? Ce peut être un gaz, une
vapeur, un poison ou un être figuré; mais dans l'une ou
l'autre hypothèse on est forcé de reconnaître que la quantité du produit spécifique a augmenté dans de grandes
proportions à partir du moment où il a pénétré dans l'organisme, jusqu'à celui où il a causé les phénomènes ulti-
mes de la maladie; il n'y a pas d'exemple d'une maladie
infectieuse arrivée à sa période aiguë en un instant, d'une
façon foudroyante, aussitôt après le contact du contagium ; il y a toujours une certaine période intermédiaire
entre le moment où le malade a été soumis à l'action du
contage et le moment où la maladie s'est déclarée. C'est
à cette période que l'on a donné le nom assez impropre
d'incubation. Donc une maladie infectieuse implique une
multiplication incessante et progressive de la cause qui

l'a produite; d'où il suit que cette cause doit avoir la propriété de se multiplier.

C'est pourquoi les théories qui considèrent les maladies infectieuses ou miasmatiques comme causées par des émanations de nature gazeuse ou des vapeurs, ne sont pas soutenables. Les progrès accomplis par les sciences physico-chimiques nous forcent à réprouver de pareilles conceptions. Nous savons aujourd'hui dans quelles conditions la production des gaz est possible, nous connaissons également leur mode d'action sur les tissus de l'économie. Un gaz, une vapeur, de quelque nature qu'ils soient, ne peuvent agir que par une action instantanée; ils pourront produire un malaise subit, quelquefois un empoisonnement mortel, mais leur action sera toujours rapide et de courte durée. On ne comprendrait pas, et aucun esprit sérieux n'admettrait l'action d'un gaz qui, introduit dans l'économie, ne manifesterait son activité qu'à longue échéance, au bout de plusieurs jours ou de plusieurs semaines. De plus il faudrait admettre qu'au moment de l'aggravation des symptômes, le gaz s'est reproduit et en quantité de plus en plus considérable. C'est à des conclusions de cette nature que nous conduiraient les doctrines du contagium volatil, des émanations gazeuses septiques, et c'est pourquoi nous les repoussons.

Le mode bien connu d'action des poisons ne nous permet pas davantage de considérer ces maladies comme étant dues à l'action d'une substance toxique. Les poisons, quelque violents qu'ils puissent être, n'agissent que s'ils se trouvent en quantité pondérable. Les substan -

ces infectieuses agissent en quantités infinitésimales, des
millionnièmes de milligrammes tuent les animaux aussi
sûrement que des grammes, quoique un peu moins rapidement. Dans l'action des poisons, les phénomènes pro-
voqués arrivent à leur maximum aussitôt que la substance
toxique est absorbée, il n'y a pas de période neutre,
comme on en observe après l'exposition aux miasmes. Le
simple raisonnement nous conduit aussi à éliminer le poison septique.

Il ne reste donc que l'hypothèse des germes figurés, des
germes qui peuvent se reproduire ; pour donner une signification bien précise à notre pensée, il ne reste que la *théorie parasitaire* qui puisse être appliquée logiquement au
développement et à la contagion des maladies infectieuses.

Grâce aux travaux de M. Pasteur, nous savons que
l'air tient en suspension des quantités innombrables de
germes que les courants atmosphériques peuvent entraîner au loin et qui se multiplient avec une étonnante rapidité dès qu'ils sont arrivés dans un milieu favorable.
M. Pasteur a réduit à néant la doctrine de la naissance
spontanée des organismes inférieurs et il a montré que
la fermentation, la putréfaction sont causées par des êtres
d'une petitesse extrême, mais qui, par leur nombre et
leur multiplication rapide, produisent des effets de la plus
haute puissance. Ces données, qui pouvaient, il y a quelques années seulement, être traitées de vues théoriques,
sont aujourd'hui admises dans le domaine des faits indis-
cutables ; elles ont conquis leur place dans les sciences posi-
tives et dorénavant les savants doivent compter avec elles.

Mais ce n'est pas seulement sur les substances inertes
ou mortes que les germes atmosphériques portent leur
action. L'influence nocive des marais sur les êtres qui vivent près de leurs bords, la contagion à distance des maladies épidémiques, choléra, peste, etc., montrent l'action
funeste que ces germes peuvent avoir sur les êtres ani-
més. La doctrine des germes a donc été transportée dans
le domaine de la pathologie ; née d'hier, elle compte aujourd'hui un grand nombre de défenseurs, car les faits
viennent chaque jour l'appuyer. Citons-en quelques-
uns.

Personne ne doute plus que le charbon soit causé par
un parasite, la *bactéridie* de Davaine, le *baccillus anthracis* de Cohn. La septicémie possède, elle aussi, sa
cause vivante, on pourrait même dire ses causes, car il
est facile de démontrer qu'il y a au moins deux formes de
maladies septicémiques connues, qui se différencient par
l'espèce de vibrion qui les produit. L'un de ces parasites
a été étudié par MM. Pasteur et Joubert sous le nom de
vibrion septique, et j'ai montré que, dans une maladie de
nature septique provenant du cheval et inoculable à plusieurs animaux, il se trouve un microbe très petit qui
peut se cultiver en dehors de l'économie et dont j'ai vu
la multiplication sous le microscope et dans la chambre
chaude. J'ai démontré qu'une maladie à marche extrêmement rapide, le *choléra des oiseaux de basse-cour*, est
également le résultat de l'envahissement de l'économie
par un être inférieur. Le microbe pur, cultivé dans des liqueurs artificielles, reproduit toujours la maladie chez les

oiseaux. M. Pasteur, qui a bien voulu cultiver ce parasite, le signale depuis quelque temps comme une espèce bien distincte.

Les recherches de Heindeinreich, de Saint-Pétersbourg, nous ont montré la fièvre relapse comme étant toujours accompagnée de la présence dans le sang d'un *spirillum*, découvert par Obermeyer en 1868, qui apparaît au commencement des accès et disparaît au moment où commencent les périodes apyrétiques.

On connaît donc aujourd'hui très nettement quatre ou cinq maladies de nature infectieuse qui peuvent être inoculées soit par l'insertion sous la peau, soit même par l'ingestion d'une petite quantité d'un liquide tenant en suspension les microbes.

Non seulement les êtres inférieurs peuvent transmettre la maladie lorsqu'on les prend d'un animal mort ou atteint pour les transplanter sur un animal sain, mais ils peuvent aussi végéter dans les liquides animaux ou artificiels, s'y reproduire indéfiniment et lorsqu'on les inocule, causer la mort en reproduisant la maladie avec tous ses caractères.

Les cultures des êtres inférieurs, poussées à un si grand degré de précision par M. Pasteur, nous permettent d'affirmer, à l'heure actuelle, que, pour les maladies infectieuses connues, il ne peut être invoqué aucune autre cause, de quelque nature qu'elle soit. Le parasite seul, sans adjonction de *matière morbifique*, produit la maladie par ses propriétés et sa multiplication. Nous ne voulons pas dire par là que, pendant sa reproduction dans l'économie l'être microscopique ne donne naissance à aucun produit, ce qui serait contraire à toutes les données sur la nutrition ; il doit excréter certaines substances dont l'action est encore assez mal déterminée et qui jouent un certain rôle dans l'apparition des symptômes; mais ce que les cultures de M. Pasteur ont parfaitement établi, c'est que le microbe pur, lavé et dégagé de tout adjuvant, reproduit la maladie, qu'elle est son œuvre exclusive, qu'on ne peut rien chercher en dehors de lui.

Des expériences poursuivies pendant longtemps nous montrent, en outre, que l'agent infectieux se reproduit indéfiniment sous les mêmes formes, quel que soit le milieu dans lequel on le place, pourvu qu'il y puisse vivre. Une série de plus de deux cent cinquante expériences avec le sang de rate, faites sur les animaux suivants : lapins, cobaye, moutons, chevaux, ânes, chiens, série plusieurs fois interrompue par des cultures dans différents milieux, sans qu'il eût été besoin de renouveler une seule fois la bactéridie à ses sources naturelles, nous montre son immutabilité.

Depuis qu'on l'a observé, le parasite du sang de rate s'est présenté avec les mêmes caractères, aussi bien à la première observation de Rayer et Davaine en 1850 qu'aujourd'hui, et cela dans tous les pays; il a été reproduit expérimentalement des milliers de fois, et jamais ses caractères n'ont changé.

Je considère cette remarque comme très importante, car elle est un argument de la plus grande valeur contre certaines théories soutenues par quelques auteurs alle-

mands, notamment par Nägeli, qui ne voudraient voir dans
les maladies infectieuses que des effets différents causés
par un très petit nombre d'espèces ou même par une
seule espèce polymorphe. L'observation démontre qu'on
peut rencontrer des résultats très différents causés par
le même germe vivant dans des espèces diverses ; c'est
même à cela que sont dues les divergences entre les pathologistes au sujet des symptômes; mais ces divergences
ne peuvent-elles s'expliquer par des défauts de similitude
dans les conditions de vie des microbes ? Ces êtres d'une
petitesse extrême doivent se mettre rapidement en rapport avec le milieu dans lequel ils vivent et modifier leur
composition suivant les aliments dont ils se nourrissent;
leurs excreta doivent aussi se modifier par la même raison.
Or ces diverses transformations se font aux dépens de
l'individu qui héberge le parasite ; il peut donc se produire des lésions différentes suivant les animaux. Mais
quant au microbe lui-même, il conserve son individualité
et se reproduit indéfiniment dans sa forme.

Si des maladies infectieuses nous passons aux maladies
virulentes, nous sera-t-il permis de leur appliquer le
même raisonnement? Depuis les travaux de mon savant
maître, M. Chauveau, sur les maladies virulentes, la
morve, la variole, la clavelée, semblent par leur nature
se rapprocher beaucoup des maladies infectieuses. Dans
ces maladies, M. Chauveau a démontré que l'élément
virulent, le germe, ainsi qu'il l'appelle, est un élément
solide. Les liquides n'ont aucune part à la transmission
des maladies; or ce germe comment prend-il naissance ?

M. Chauveau pense que les particules figurées, virulentes,
proviennent du protoplasma mis en rapport avec les élé
ments qui ont été apportés du dehors. Mais, lorsqu'on arrive à des particules de ces dimensions, il devient extrêmement difficile de dire si l'on a affaire à des corps orga-
nisés ou à des débris de cellules : toutes ces particules sont
animées de mouvements browniens ; leur forme exacte
n'est pas encore connue, et s'il est difficile de les ranger
dans les êtres doués de vie, il n'est pas plus certain qu'ils
ne constituent que des amas de molécules organiques.
Le Dr Burdon Sanderson lui-même, qui est un de ceux qui
ont le plus contribué à faire connaître les corpuscules
figurés dans les maladies infectieuses, hésite à leur attribuer l'une ou l'autre nature : « Tout ce qu'on peut dire est
qu'ils sont mitoyens aux choses non vivantes et aux êtres
vivants. »

Mais si ces particules n'ont aucune structure appré-
ciable au microscope, il n'en est pas moins démontré que,
placées dans des conditions favorables à leur développement, elles se multiplient avec une grande rapidité, et
qu'elles reproduisent les mêmes maladies. Nous dirons
donc, avec Tyndall, que « des particules qui, par les progrès de leur développement, arrivent à produire des corps
si différents les uns des autres par leurs propriétés, doivent avoir des différences de structure, et puisqu'elles ont
des différences de structure, elles doivent avoir la chose
différenciée, c'est-à-dire la structure. »

Les maladies virulentes peuvent donc aussi rentrer
dans la catégorie des maladies infectieuses. Leur étude

comporte les mêmes méthodes et les mêmes procédés.

S'il nous est difficile aujourd'hui, avec les moyens dont nous disposons, d'étudier les organismes d'une petitesse extrême dans les maladies où ils sont réduits à des points, à des sphérules d'une dimension presque inappréciable, il n'en est pas de même pour quelques-uns, qui se montrent avec une taille et des propriétés très faciles à mettre en évidence. A cet égard le choléra des oiseaux de basse-cour et le charbon constituent de véritables types pour l'initiation à cette étude. La bactéridie du charbon en particulier est très facile à suivre dans toutes les phases des son développement ; sous l'influence de la culture, elle atteint des dimensions considérables. Semée dans l'économie, elle laisse des traces très évidentes de son passage dans tous les points qu'elle a traversés ; les lésions sont nettes, facilement appréciables. Elle se désigne donc tout naturellement à l'étude, car, indépendamment de l'intérêt particulier qu'il y a à connaître exactement le parasite du charbon dans ses modes de manifestation dans l'organisme et dans les conditions de son existence au dehors, ces faits constitueraient, pour l'étude des maladies infectieuses, des données utiles, une sorte de programme pouvant mettre sur la voie de découvertes d'une haute importance.

Les recherches que nous avons eu soin d'entreprendre dans les lieux mêmes où le charbon naît spontanément nous ont déjà démontré que sa transmission naturelle ne diffère pas de la transmission artificielle opérée dans les laboratoires. Le germe du charbon pénètre chez

les animaux atteints par des voies artificielles, par des
plaies de la bouche ou du pharynx, et il est apporté là
par les aliments. Il reste, pour que son histoire soit complète, à rechercher par quels moyens ces germes se conservent, dans quelles conditions ils se trouvent avant de
pénétrer dans l'organisme. Lorsque tous ces termes du
problème seront connus, le remède, il faut l'espérer, sera
facile à trouver, nous en avons pour garant le succès qui
a couronné les efforts de M. Pasteur dans ses recherches
sur les maladies des vers à soie.

RECHERCHES EXPÉRIMENTALES

MALADIE CHARBONNEUSE

I

REVUE HISTORIQUE

Une revue historique complète des travaux qui ont été
publiés sur le charbon et les maladies considérées comme
charbonneuses, sortirait trop évidemment du cadre habituellement assigné aux travaux de la nature de celui-ci,
pour que j'essaye de l'entreprendre. Nulle maladie n'a
une bibliographie plus riche ; indépendamment des articles qui lui sont réservés dans les ouvrages classiques de
pathologie, de police sanitaire et d'hygiène, il est peu de
volumes, de comptes rendus de sociétés ou de publications
périodiques, surtout en médecine vétérinaire, qui ne renferment un ou plusieurs articles sur cette affection ; de
plus, l'ignorance dans laquelle on était de sa nature et,
j'ose le dire, de sa symptomatologie, a contribué à com-

pliquer singulièrement son histoire en faisant placer sous
ce titre une foule de maladies n'ayant aucun rapport avec
le charbon.

Forcé de maintenir ce chapitre dans des limites res-
treintes, il m'a paru préférable de rappeler les péripéties
par lesquelles a passé l'histoire du parasite, cause de la
maladie ; c'est, à vrai dire, le seul côté aujourd'hui inté-
ressant de l'étude de la nature du charbon. De même que
l'examen rétrospectif des opinions invoquées pour expliquer l'apparition de la gale avant la découverte du sar-
copte paraîtrait à présent suranné et serait peu instruc-
tif, de même la discussion .ou l'énumération des causes
auxquelles on attribue l'apparition du charbon avant la
connaissance de la bactéridie, serait aujourd'hui une
perte de temps. Il est à peine besoin de dire que je n'en-
tends parler ici que des causes immédiates, certaines conditions atmosphériques ou climatériques, telles que la
température, le séjour des animaux dans une localité où
ils sont habituellement atteints par le charbon, ou encore
le régime et la provenance, la nature des aliments, doivent au contraire attirer l'attention des observateurs, non
plus comme causes directes et efficientes de la maladie,
mais comme conditions permettant ou favorisant le développement du parasite et son contact avec les animaux
contagionnés. Les écrits traitant ces divers points pourront être consultés avec fruit lorsqu'il s'agira de rechercher le mode de conservation de la bactéridie ou de ses
germes, mais, il faut l'avouer, tout est encore à faire dans
cette direction ; les recherches mentionnées jusqu'alors
n'étaient pas dirigées dans le sens que les faits acquis
dans ces dernières années ont démontré comme étant le

vrai, le seul capable de donner des résultats satisfaisants. C'est une question neuve, sur le compte de laquelle je reviendrai plus loin, lorsqu'il sera bien démontré qu'elle est capitale au point de vue de la préservation des animaux.

La découverte de corps filiformes dans le sang des victimes atteintes du charbon, date de 1850, mais pendant dix ans, de 1850 jusqu'aux observations de Delafond en 1860 et aux belles recherches de Davaine en 1863, c'est à peine si elle est signalée ; on doute encore si la bactéridie est la cause de la maladie ou si elle n'en constitue qu'un épiphénomène, M. Raimbert[1], qui publie en 1859 un travail très étendu et rempli d'observations intéressantes sur les maladies charbonneuses, ne la mentionne pas ; mais à partir de 1860, la voie est ouverte aux discussions fécondes ; les faits signalés par Delafond, puis par Davaine, restent entiers, malgré les attaques nombreuses dont ils ont été l'objet de la part de cliniciens ou d'expérimentateurs, et ils viennent enfin de triompher, appuyés par les expériences de MM. Koch et Pasteur. Je me plais à penser que ceux que j'expose dans ce travail contribueront dans une certaine mesure à confirmer cette opinion.

Depuis l'époque où la théorie des bactéridies a eu des chances d'être reconnue exacte, il s'est élevé, au sujet de la priorité de leur découverte, une discussion entre quelques auteurs allemands et français, discussion que Bollinger, dans sa *Pathologie du charbon*[2], s'est efforcé de

---

1 Raimbert, *Traité des maladies charbonneuses*, in-8°. Paris, Masson, 1859.
2 Otto Bollinger, *Zur Pathologie des Milzbrandes in Beitrage zur vergleichenden Pathologie und pathologischen Anatomie der Hausthiere*. München, 1872.

résoudre à l'avantage de Brauell et de Pollender, mais sans avoir fait de suffisantes recherches bibliographiques ; je crois donc nécessaire de revenir sur ce point et de bien préciser les textes.

Au mois d'août 1850, MM. Rayer et Davaine instituaient des expériences sur le *sang de rate* à Chartres et à Paris. La rate d'un mouton mort de cette maladie est remise à M. Rayer, qui fait, aux aines d'un autre mouton atteint de tournis, quatre piqûres de chaque côté ; l'animal meurt le quatrième jour, et voici en quels termes M. Rayer décrit le sang :

« Le sang, examiné au microscope, se comportait comme celui du mouton atteint de *sang de rate* qui avait servi à l'inoculation. Les globules, au lieu de rester bien distincts, comme ceux du sang sain, s'agglutinaient généralement en masses irrégulières ; il y avait en outre dans le sang de petits corps filiformes, ayant environ le double en longueur d'un globule sanguin. Ces petits corps n'offraient point de mouvements spontanés [1]. »

Dans une note à l'Institut [2], Davaine, faisant part de nouvelles recherches sur le sang de rate, cite le paragraphe que je viens de transcrire et qui est extrait textuellement des *Comptes rendus de la Société de biologie* ; néanmoins Bollinger [3], qui cependant a lu les Comptes rendus de l'Institut, puisqu'il cite la page, persiste à at-

---

[1] Inoculation du sang de rate, par M. Rayer. *Comptes rendus de la Société de Biologie*, août, 1850 in *Gazette médicale de Paris*, 20ᵉ année, t. V, p. 788.

[2] Davaine, Recherches sur les infusoires du sang dans la maladie connue sous le nom de sang de rate. *Comptes rendus du 27 juillet* 1863, t. LVII, p. 220.

[3] Ouvrage cité, p. 8.

tribuer cette découverte à Pollender, dont le travail est
de 1855. Au lieu de parler du passage établissant la
priorité pour Rayer et Davaine, et qui vient d'être cité
textuellement, Bollinger rapporte ce membre de phrase
de Davaine : « un fait que je crois nouveau[1] », et il en
conclut que c'est la première fois que l'auteur parle des
infusoires du sang de rate. L'erreur dans laquelle est
tombé Bollinger et le peu de fondement des réclamations
de Pollender et de Brauell sont suffisamment démontrés.
Ces deux derniers auteurs néanmoins, sans connaître la
note de Rayer, ont trouvé ces bactéries dans le sang de
l'homme et d'animaux domestiques morts du charbon.
Pollender[2] constate, outre l'augmentation considérable
des globules blancs du sang (un sur huit rouges), la présence dans ce liquide, chez les bœufs victimes de la maladie, « d'une quantité innombrable de corps dépourvus
de mouvements, ayant la forme de bâtonnets très fins,
très durs en apparence, incomplètement transparents,
droits, aplatis, sans sinuosités, sans ondulations ni ramifications. » Pollender, qui conclut à la nature végétale de
ces corps, d'après les réactions micro-chimiques auxquelles il les a soumis, ne sait s'ils existent dans le sang
avant la mort ou s'ils sont un produit de la fermentation
ou d'une putréfaction *post mortem.*

Brauell de Dorpat[3], sans connaître les recherches de

---

[1] Note citée, p. 223.

[2] Pollender, Mikroscopische und microchem. Untersuchungen des Milz-
brandblutes, etc. Casper's *Vierteljahrsschrift für gericht und off. Me-
dicin,* t. VIII, p. 103, 1855.

[3] Brauell, Versuche und Untersuchungen betreffenden den Milzbrand des
Menschen und der Thiere, *Virchow's Archiv.,* B. XI, p. 132, 1857. Traduc-
tion française *in Arch. génér. de méd.,* 1857, 5e série, t. X, p. 474.

Pollender, constate également la présence de bactéries dans le sang de chevaux, de brebis et d'un homme morts du charbon ; il les a même vues de une à trois heures, plus rarement de huit à dix, avant la mort, et il a remarqué que tous les animaux dont le sang renferme des bactéries périssent en peu de temps. Trois jours après la mort d'un homme, les bactéries, jusque-là immobiles, possédaient alors des mouvements (il est évident que Brauell a con-fondu ici les vibrions de la putréfaction avec les bactéri-dies). Cet auteur indique donc les vibrions comme un moyen de diagnostic du charbon, mais il ne leur a corde aucune part dans la contagion qu'il a obtenue par l'ino-culation à plusieurs animaux, car, dit-il, il a pu déter-miner la maladie avec du sang ne renfermant pas de vi-brions.

Brauell constate, de plus, que le sang d'un embryon dont la mère est morte du charbon ne le transmet pas.

Leisering[1] considère la présence de corps bactérifor-mes comme constante et caractéristique dans le sang des animaux charbonneux, mais il ne croit pas à leur nature végétale ; il déclare qu'on a affaire ici à de la fibrine coa-gulée ou à des débris de tissus. Plus tard même[2], il aban-donne ce signe diagnostique, ne l'ayant pas rencontré dans une épidémie de typhus chez le porc, qu'il croit de nature charbonneuse.

A propos d'une discussion à la Société centrale de mé-decine vétérinaire[3] sur une maladie sévissant dans les

---

[1] *Bericht über das Veterinärwesen in Königr. Sachsen*, année 1858, p. 29.

[2] Même recueil, année 1860, p. 31.

[3] *Bulletin de la Société centrale de méd. vét.* Année 1850, Séances des 22 mars, 12 avril, 10 mai, 1860, *in Recueil de méd. vét.*, 1860.

écuries des Compagnies d'omnibus et que Delafond sou-
tenait être la fièvre charbonneuse, contre l'avis de la
plupart des membres présents, cet auteur annonça à la
Société qu'il avait examiné le sang des animaux morts
de la maladie régnante et que ce sang renfermait des vibrions qu'il décrit très exactement. Tout en rappelant les
recherches de Brauell et de Pollender, Delafond annonce
qu'il a observé ce produit le 15 août 1856 pour la première fois. Depuis cette époque, il a constaté les corps
particuliers au sang charbonneux, soit pendant la vie,
soit après la mort, sur cent vingt-cinq animaux : dix chevaux, quinze bêtes bovines, soixante moutons et quarante
lapins ; sur soixante-dix d'entre eux le charbon existait
naturellement, et sur cinquante-cinq il avait été inoculé
à la lancette.

Sur les soixante-dix sujets non inoculés, les corps charbonneux ont été constatés dans le sang, dans la lymphe,
accumulés dans les ganglions et les solides organiques,
soit immédiatement, soit peu de temps après la mort.

Chez les animaux inoculés, Delafond a fait l'examen
du sang à des intervalles très rapprochés à partir du moment de l'inoculation jusqu'à celui de la mort, et, chaque
fois, il n'a aperçu les corpuscules que de une à cinq heures après la constatation des premiers symptômes objectifs décelant l'invasion charbonneuse. Alors que ces
productions apparaissent, on peut assurer que l'animal
n'a plus que peu d'heures à vivre. « Nous avons vu, dit
encore Delafond, des moutons, des lapins inoculés, les
montrer dans leur sang et conserver toutes les apparen-
ces de la santé, à part pourtant une tuméfaction plus ou
moins notable des ganglions lymphatiques voisins de la

piqûre faite à la lancette, piqûre qui, dans le très grand grand nombre des cas, ne présentait aucune lésion pathologique apparente. Néanmoins le microscope nous assurait que ces animaux devaient mourir bientôt et il ne nous a point trompés sur les cinquante-cinq sujets soumis à notre expérimentation. »

Delafond entre ensuite dans la description du moment le plus propre à faire constater la présence et les caractères des corps charbonneux. Tout ce qu'il en dit est de la plus scrupuleuse exactitude ; il montre comment ces corps, emprisonnés par la fibrine, sont devenus rares dans le sérum après la mort, et il indique la manière de les retrouver dans le caillot en le dissociant. Beaucoup d'auteurs qui ont nié l'action des bactéridies dans le charbon parce qu'ils n'en rencontraient qu'en petite quantité dans un examen superficiel, se seraient évité une erreur s'ils avaient suivi les sages préceptes de Delafond.

Le nombre des bactéridies dans le sang avant la mort, la progression rapide qu'elles suivent dans les dernières heures, leur quantité considérable dans les ganglions lymphatiques situés près du lieu d'inoculation, ne lui ont pas échappé. Les caractères physiques et chimiques ont enfin été étudiés par lui avec le plus grand soin, et aujourd'hui même il y a fort peu à reprendre à ses descriptions. En dernier lieu, Delafond rapporte les expériences par lesquelles il a essayé la culture des baguettes charbonneuses, expériences dont il est parlé au chapitre qui traite de la culture des parasites.

Les choses en étaient restées là lorsque M. Davaine entreprit, sous l'influence de l'impression que lui avaient causée les travaux de M. Pasteur sur le vibrion de la fermentation butyrique, de rechercher de nouveau les corps filiformes du charbon, et, après des expériences très nettes et très précises, il communiquait ses résultats à l'Académie des sciences dans les séances du 27 juillet, 10 et 17 août 1863 : il avait reconnu des corps allongés qu'il a appelés *bactéridies*, dans le sang de lapins et de cobayes; il a constaté leur existence de deux à cinq heures avant la mort de ces animaux. Tant que les bactéridies n'existent pas dans le sang, l'inoculation est inactive; aussitôt qu'elles s'y montrent, la transmission à d'autres animaux les tue infailliblement. Le sang desséché ne perd pas ses propriétés; humecté et inoculé, il reproduit le charbon avec bactéridies. A peine ces expériences furent-elles connues, qu'elles soulevèrent des objections. M. Signol[1] prétendit que les bactéries n'étaient pas caractéristiques du sang de rate; il les avait rencontrées dans la diathèse typhoïde, l'*influenza* du cheval. Le sang d'un cheval qui mourut à la suite d'une blessure faite par l'instrument d'un tondeur, en renfermait en grande abondance. Des inoculations furent faites à des moutons; ces derniers moururent après quelques heures d'inappétence et de tristesse, et leurs vaisseaux renfermaient des bactéries. M. Signol déclare que les bactéries ne sont pas particulières au sang de rate. Ces expériences, au contraire, viennent à l'appui de celles de M. Davaine; il faut en conclure que M. Signol a méconnu le charbon chez les chevaux et les moutons.

---

[1] Signol, Présence des bactéries dans le sang, *C. R. de l'Acad. des sc.*, séance du 10 août, 1863, p 348;

MM. Leplat et Jaillard[1] publient des recherches dans lesquelles ils ont injecté des bactéries provenant de diverses sources, sans parvenir néanmoins à provoquer la mort. M. Davaine[2] fait observer avec juste raison que les bactéries injectées par MM. Leplat et Jaillard ne sont pas celles qui causent la maladie charbonneuse et qu'il y a lieu de distinguer entre les diverses espèces de ces êtres. C'est dans une note ultérieure[3] qu'il donne au parasite du charbon le nom de *bactéridie*. Il montre en plus que ces microphytes ne peuvent traverser le placenta; qu'on ne les rencontre pas dans le sang du fœtus, qui reste inactif tandis que celui de la mère est extrêmement virulent. MM. Davaine et Raimbert[4] constatèrent la même année que les bactéridies se retrouvent dans la pustule maligne de l'homme et que l'inoculation de la sérosité de la pustule dans laquelle se retrouvent les bactéridies, reproduit le charbon.

Mais MM. Leplat et Jaillard ne s'étaient pas tenus pour battus; dans leurs recherches ultérieures[5] ils rencontrèrent presque toujours des bactéridies; «le fait nous étonnait, disent-ils, et nous confirmait dans notre première

[1] De l'action des bactéries sur l'économie animale, *C. R. Acad. des sc.* 1864, t. LIX, p. 250.
[2] *C. R. de l'Acad. des sc.*, 1864, t. LIX, p. 338.
[3] Nouvelles recherches sur la maladie charbonneuse connue sous le nom de sang de rate, *C. R. de l'Acad. des sc.* t. LIX, p. 393.
[4] Davaine et Raimbert, Sur la présence des bactéridies dans la pustule maligne de l'homme, *ib.*, 429.
[5] Leplat et Jaillard. Note au sujet d'expériences prouvant que le charbon de la vache inoculé aux lapins les tue avec tous les phénomènes du sang de rate sans que leur sang renferme aucune trace de bactéridies, *C. R.*, t. LXI, 1869, p. 278.
Nouvelles expériences pour démontrer que les bactéridies ne sont pas la cause du sang de rate, *C. R. de l'Acad. des sc.* t. LXI, 1865, p. 456.

idée que la bactéridie n'est qu'un épiphénomène du sang de rate. » Il est difficile d'expliquer une telle conclusion. Enfin cependant, ils obtinrent une maladie qui tuait comme le charbon, mais sans bactéridie; la substance leur donnant ce résultat était du sang de vache qui leur avait été envoyé de Chartres au mois de juillet. M. Davaine[1] réfuta bientôt les expériences de Leplat et Jaillard en montrant que ce prétendu charbon n'est autre chose qu'une maladie septique qu'il appelle *maladie de la vache*, mais qu'il reconnaît aujourd'hui être de la septicémie. Cette affection tue beaucoup plus vite que le charbon, est inoculable aux oiseaux, contagieuse à distance pour les animaux habitant le même local et sans qu'il y ait eu contact direct. J'ai moi-même observé récemment des faits identiques en inoculant le sang d'un cheval mort près de Chartres avec tous les symptômes de la fièvre charbonneuse. Je reviendrai tout au long sur ce fait et sur les expériences auxquelles il a donné lieu dans un autre travail. Les choses en étaient là en France et les esprits restaient plus ou moins divisés en deux camps lorsque parurent les recherches sur le mal de montagne. Une commission, dont M. Sanson était le rapporteur, avait été nommée pour étudier une maladie de l'espèce bovine qui règne de temps immémorial dans les montagnes du Cantal et du Puy-de-Dôme. Il fut reconnu que cette affection était de nature charbonneuse. M. Sanson

---

[1] Sur la présence constante des bactéridies dans les animaux affectés de la maladie charbonneuse et Recherches sur une maladie septique de la vache regardée comme de nature charbonneuse, *C. R. de l'Acad. des sc.*, séance du 21 et du 23 août, 1865, t. LXI, p. 334 et 368 et Note en réponse à une communication de MM. Leplat et Jaillard sur la maladie charbonneuse, *ib.*, p. 523.

saisit cette occasion « pour étudier la question de savoir
si la virulence du sang charbonneux dépendait exclusivement de la présence des bactéries dans ce liquide[1]. »
Au début, il semble que tous les membres de la commission soient solidaires et que les conclusions défavorables
à la théorie bactéridienne aient été dictées par tous ;
mais les expériences ont été faites par M. Sanson, qui
fait sienne cette théorie et la défend dans une nouvelle
note à l'Académie des sciences[2], dans le *Bulletin hebdo-
madaire* de l'Association scientifique de France[3], devant
la Société centrale de Médecine vétérinaire et dans une
note publiée par le *Recueil de Médecine vétérinaire*[4].
Les autres membres s'étaient désintéressés de cette discussion, et l'un d'eux, M. le professeur Baillet, était arrivé
à des conclusions opposées[5] ; je reviendrai plus loin sur
son travail. Dans ses diverses communications ou discussions, M. Sanson insiste sur un certain nombre de faits
dont je discuterai la valeur. L'une des conclusions touchant à la question traitée en ce moment est celle-ci : « Le
sang puisé sur un animal charbonneux peut transmettre
le charbon quand bien même le microscope n'y fait reconnaître la présence d'aucune bactérie. » On se demande, en

---

[1] Communication de M. Bouley sur le mal des montagnes de l'Auvergne,
in *C. R. de l'Acad. des sc.*, séance du 11 janvier 1869.

[2] *Sur les conditions de la virulence charbonneuse,* séance du 8 février
1869.

[3] *La virulence charbonneuse et les microzoaires,* par Sanson, 1ᵉʳ septembre 1869.

[4] Expériences d'inoculation du sang en voie de putréfaction, *Recueil de
méd. vét.*, t. VII, 5ᵉ série, 1870, p. 801.

[5] Rapport à M. le ministre de l'agriculture et du commerce sur les pâturages de l'Auvergne dans lesquels se produit la maladie charbonneuse connue
sous le nom de mal de montagne, 1879.

lisant le rapport de M. Sanson, quelle expérience a pu
l'amener à cette conclusion ; aucune de ses observations
n'est complète; souvent le sang n'est examiné que le lendemain ou n'est inoculé que le surlendemain, et cela au
mois d'août, lorsque la putréfaction arrive si rapidement.
Puis M. Sanson confond les vibrions de la putréfaction
avec les bactéridies du charbon ; il inocule deux taurillons,
deux vaches et deux brebis avec un sang putréfié (retiré
depuis trois jours de la jugulaire d'une brebis), et un seul
des animaux tombe malade, le jeune taureau : coïncidence
assez curieuse, toutes les personnes présentes et qui ont
l'habitude de voir le charbon en constatent tous les symptômes. L'animal est guéri par l'acide phénique. Il est à
remarquer que les cinq autres animaux n'ont rien éprouvé.
En présence de ce fait il fallait faire des recherches nouvelles, mais M. Sanson a préféré en tirer ces conséquences
importantes : 1° que le sang putréfié communique le
charbon ; 2° que l'acide phénique guérit cette maladie.
Et cependant, à cette époque, les expériences de Davaine
sur la septicémie, celles de Coze et Feltz étaient connues ! On verra en outre quelle confiance on peut avoir
dans l'affirmation qu'une maladie est de nature charbonneuse sur le simple examen des symptômes.

M. Davaine[1] n'eut pas de peine à réfuter les erreurs
de M. Sanson sur le point qui vient d'être établi et sur
celui de l'activité du sang charbonneux desséché, que son
contradicteur avait niée. M. Luton [2]fournit aussi des faits

---

[1] Remarques relatives aux recherches de M. Sanson sur les maladies
charbonneuses. *Note à l'Acad. des :c.*, séance du 1er février.

[2] Luton, Sur la virulence du sang des animaux affectés de maladies charbonneuses, *C. R. de l'Acad. des sc.*, séance du 1er février 1869.

à l'appui de ceux de Davaine. Aujourd'hui, c'est un mode très connu de conserver le sang charbonneux desséché dans les laboratoires.

M. Sanson se fonde aussi, pour nier l'action des bactéridies, sur ce fait que deux moutons, inoculés avec le sang d'une vache morte du charbon, moururent eux-mêmes sans présenter de bactéridies; mais cependant le sang de celui qui succomba le dernier, quoique ne contenant aucun parasite, les reproduisit sur le lapin. Il est inutile de s'arrêter plus longtemps sur ces faits. La plupart des auteurs en ont cité de semblables; il n'est pas difficile de voir que chez tous il y a eu retard dans l'examen du sang ou emploi de substances déjà putréfiées pour l'inoculation. Quant aux faits de bactéridies franchissant une ou deux expériences pour se montrer de nouveau plus tard, ils ne se produisent jamais dans des expériences soigneusement faites; il y a eu erreur dans les examens microscopiques.

L'un des membres de la commission du mal de montagnes, M. Baillet, fut chargé, en 1870, de faire surtout l'étude de la flore des montagnes de l'Auvergne, au point de vue de l'influence des plantes sur le développement de la maladie. Après une longue et consciencieuse étude, M. Baillet, qui expérimente ainsi le sang charbonneux, arrive à conclure que celui de tous les animaux morts dans les pâturages et qu'il a examinés, que tous les sujets qu'il a inoculés ont présenté des bactéridies; aussi se rallie-t il à l'opinion de M. Davaine sur la nature des agents de la maladie.

Quoique les animaux contractent le mal dans les pâturages, aucune des recherches de M. Baillet ne lui per-

met de dire quelles sont les plantes dangereuses ; dans
tous les cas, les causes ne résident ni dans le sol, ni dans les
eaux, ni dans l'humidité, et il avance comme proposition
que les bactéridies ou leurs germes ont pu vivre sur le
sol ou les herbes, être ensuite reprises par le tube diges-
tif des animaux mangeant ces dernières. On favoriserait
ce développement par l'habitude vicieuse qu'auraient les
propriétaires d'enfouir les animaux frappés à une pro-
fondeur trop faible, et sur tous les points du pâturage.

Pendant que ces discussions sur la nature des bactéridies et sur leur importance dans la transmission du charbon avaient lieu en France, on discutait également en
Allemagne sur les faits annoncés par Brauell et Pollender.
Ainsi Müller[1] considère les bactéridies comme des cris-
taux du sang. Leisering[2] adopte l'opinion de Müller et
rapporte que Wirchow lui-même était de cet avis en
1869. Les travaux de Delafond et ceux de M. Davaine ne
furent pas suffisants pour convaincre les pathologistes
d'Outre-Rhin et on voit en 1865, Brauell[3], dans deux
mémoires, constater que les bactéridies sont le cité-
rium diagnostique du charbon ; mais il se refuse à admettre qu'elles en soient la cause et l'agent de transmission.
Il étudie dans l'un de ces travaux l'effet des inoculations
au porc, et constate que cet animal est réfractaire au
charbon ; mais il ne peut admettre la nature végétale
des corps du sang charbonneux, il conteste les recherches

---

[1] Müller, *Physiologie der Haussäugethiere.* Wien, 1862, p. 163.
[2] Leisering, *Bericht über das Veterinärwesen*, etc. für d. Jahr 1862,
p. 29.
[3] Versuche betreffend den Milzbrand und den Rothlauf der Schweine Œster.
Vierteljahrsschrif f. wissen. Vet. Kund, XXIII, 1865, et krit. Be-
trachtungen über einige den Milzbrand betr. Ansichten. *Même Recueil*, 1865.

de De'afond et nie que Rayer et Davaine aient les
premiers signalé l'existence des bactéridies dans le sang
de rate. Or, on a vu plus haut le cas qu'il faut faire de
cette assertion.

Je signalerai encore en Allemagne de nouveaux travaux de Leisering[1], de Röll[2]. Ce dernier tend à se rapprocher de l'opinion de Davaine sur la nature des bactéridies. Frank[3] étudie la structure des bactéridies et
croit qu'elles sont formées par des corps arrondis, ajoutés
en chapelet. C'était aussi l'opinion de Bollinger en 1872[4],
qui plaça à la fin de son travail plusieurs planches où
les bactéridies sont dessinées comme formées d'articles
courts, arrondis et arrangés en séries. Il est bien certain
que ces préparations n'ont pas été faites avec du sang
charbonneux frais ; on ne rencontre cette forme ou une
forme à peu près identique que dans le sang charbonneux pris sur des animaux morts depuis plusieurs jours.
Je doute même que lorsque les bactéridies ont acquis
cette apparence granuleuse, elles soient encore capables
de transmettre le charbon. Bollinger, d'ailleurs, reconnaît plus tard[5] quelques erreurs signalées par les bota-
nistes dans ses descriptions antérieures des bactéridies.
Dans un travail considérable publié en 1877, Feser[6] rapporte les observations nombreuses de charbon spontané
et la relation d'une grande quantité d'inoculations. L'au-

---

[1] *Bericht über das Vet Wesen in königl. Sachsen* ; 1863.
[2] *Lehrbuch der Path. und Therapie der Hausthiere,* Deuxième édit. 1876.
[3] *Thierärztl. Mittheilungen der Centralthierarzneischule* zu München.
[4] Bollinger. Ouvrage cité.
[5] *Deutsche Zeitschrift für thiermedicin und vergleichende Pathologie,* von O. Bollinger und L. Franck. Band, p. 341.
[6] *Der Milzbrand auf den oberbayerischen Alpen.* München, 1877.

teur a cherché la cause du charbon dans les fosses à fu-
mier, le sol, les fontaines, à la surface des plantes, pour
trouver une solution au problème de l'apparition spontanée de la maladie dans certaines localités. Il inoculait ces
différentes substances soit pures, soit diluées, mais il n'est
pas parvenu à faire développer le charbon. Il [1] a de nouveau essayé le même procédé pour l'eau, les fourrages,
mais encore sans succès.

La comparaison des recherches entreprises en ces dernières années avec celles qui ont occupé les expérimentateurs depuis environ vingt ans, nous démontre péremptoirement que dans la plupart des cas on a confondu
deux maladies bien distinctes, la septicémie et le charbon. Le charbon sans bactéridie est certainement, ainsi
que l'a démontré Davaine en 1865, de la septicémie obtenue lorsqu'on inocule du sang putréfié, charbonneux
ou non. Le charbon, au contraire, est toujours le résultat
de l'inoculation d'un sang chargé de bactéridies vivantes,
alors que les vibrions de la putréfaction n'ont pas encore
agi sur elles pour les détruire. C'est bien à cette confusion qu'il faut attribuer les résultats contradictoires obtenus. On s'affranchira facilement des causes d'erreur en
ayant soin de n'agir jamais dans les inoculations qu'avec
du sang frais ou des cultures de spores. De cette façon,
il n'en faut point douter, les dissidences ne tarderont pas
à disparaître.

Les travaux de Koch [2] sur la culture des bactéridies,
ceux de MM. Pasteur et Joubert ont rendu très probable
que les spores ou les germes des bactéridies se conservent

---

[1] Publication citée, 1877.

sur le sol ou sur les plantes qui servent habituellement à la nourriture des animaux. J'ai moi-même, ainsi qu'on le verra dans la suite de ce travail, démontré que ces spores pénètrent, chez les animaux qui meurent spontanément du *charbon*, par la bouche ou le pharynx. Il est donc actuellement incontestable que les germes existent sur certaines des substances dont se nourrissent les victimes, d'où la nécessité qui s'impose pour les progrès ultérieurs dans la connaissance de cette maladie, de rechercher de nouveau les parasites dans les aliments. Bien des essais peut-être resteront encore infructueux, on est arrivé en effet à la partie la plus délicate des recherches, mais on doit y mettre une obstination d'autant plus grande que dans un avenir plus rapproché elles seront certainement couronnées par le succès.

Lorsque enfin on aura découvert l'habitat qu'elles affectionnent, il restera à chercher comment elles y sont parvenues, et quel moyen il y aura lieu d'employer pour les atteindre et les détruire ou pour empêcher leur dissémination. Ce simple aperçu indique le programme des recherches de l'avenir sur la question de la maladie charbonneuse.

II

A l'heure actuelle, tous les pathologistes sont convaincus de la nature parasitaire du charbon, et il peut paraître
superflu d'en faire encore la démonstration. Cependant,
il y a deux ans, à l'époque de mes premières recherches
sur cette maladie, les résultats de M. Pasteur et ceux que
j'obtins moi-même ne furent pas acceptés sans protesta-
tion. Peut-être se rencontre-t il encore de rares parti-
sans des doctrines opposées; c'est pour eux que je crois
bon d'exposer ici quelques expériences qui me paraissent
venir à l'appui de la théorie parasitaire.

La méthode des cultures successives, imaginée par
M. Pasteur, est certainement suffisante pour résoudre la
question de la nature parasitaire. Quand, après avoir
cultivé la bactéridie dans des liquides artificiels succes-
sivement jusqu'à douze fois, on parvient à développer la
maladie avec le produit de la dernière culture, la preuve
est faite; et pour nier, comme l'a fait M. Colin, le bien
fondé des conclusions de M. Pasteur, il faut avoir pour

les expériences des autres une sévérité que l'on est loin
de montrer dans les recherches contradictoires.

Avant que M. Pasteur publiât ses recherches si précises
sur la culture des bactéridies, un auteur allemand,
M. Bollinger, dont Zundel[1] avait adopté les conclusions,
avait déjà écrit que les bactéridies du charbon emprun-
tent l'oxygène dont elles ont besoin au sang de l'animal
chez lequel elles se développent et, par leur multiplication,
le privent de cet élément essentiel; de là les phénomènes
de dyspnée, cyanose, d'abaissement de température, et
la simulitude qui existe entre le charbon et l'asphyxie
sous le rapport des symptômes et des lésions. Mais c'était
là une vue théorique découlant uniquement de l'examen
du sang charbonneux et de la comparaison du nombre
relatif des globules et des bactéridies. Aucune expérience
directe n'était venue la confirmer. Il fallait, pour arriver
à des conclusions de cette nature, montrer que, pour vivre,
les bactéridies réclament de l'oxygène et que l'acide carbonique les tue: c'est ce qu'ont fait MM. Pasteur et
Joubert.

J'ai moi-même donné, à l'appui de la nature parasitaire du charbon et de l'asphyxie chimique qui résulte de
l'avidité des bactéridies pour l'oxygène, un certain nombre de faits expérimentaux qui ont été exposés dans une
Note à l'Académie des sciences le 14 août 1877. Quoique
des recherches ultérieures m'aient porté à modifier dans
une certaine mesure les conclusions de cette Note, je la
donne ici sans y rien changer, me réservant de reve-

---

[1] *Dictionnaire de méd. de chir. et d'hyg. vét.*, par Hurthrel d'Arbonal,
[2.] ed Zundel, art. Charbon. Paris, 1874.

nir sur les points qui ont été modifiés par les expériences
faites plus tard.

Le 31 mars 1875, M. Chauveau me remit deux flacons renfermant : l'un une tumeur abdominale, l'autre un morceau de la rate
provenant d'un mouton mort du charbon (sang de rate), qui lui
avaient été envoyés par M. Joly, vétérinaire à Gien. Lorsque je
reçus ces pièces, elles avaient déjà une légère odeur putride.

Première série d'expériences. — J'inoculai immédiatement,
par une piqûre à l'aine, un lapin (n° 1) avec le sang provenant de
la rate. Ce lapin meurt 69 heures après l'inoculation, et l'examen
du sang fait voir de nombreuses bactéridies dans tous les points
examinés et surtout dans la rate.

Un autre lapin (n° 2), inoculé avec le sang de la tumeur abdominale, ne présente rien d'anormal : il vivait encore dix jours
après.

Un mouton en parfaite santé, inoculé avec le sang de la rate et
de la tumeur abdominale, présenta dès le lendemain un état fébrile
assez intense, et resta malade pendant cinq à six jours. Le 17 avril,
le mouton était encore souffrant; néanmoins il guérit. L'examen
du sang, fait à plusieurs reprises, ne montra aucune bactéridie.

Avec le sang frais du lapin n° 1, j'inoculai un autre lapin (n° 6
du cahier d'expériences) qui mourut en 22 heures; un autre lapin
(n° 7), inoculé immédiatement après la mort du n° 6, et avec le
sang de ce dernier, meurt en 23 heures.

Le sang du n° 7, inoculé au n° 9, tue ce dernier en 29 heures.

Avec le sang du n° 9, on inocule trois lapins :

Deux immédiatement, les n°ˢ 11 et 12, qui meurent, l'un en 22
heures, l'autre en 25 heures ; le troisième (n° 10), inoculé 15 heures
seulement après la mort du n° 9, résiste pendant 70 heures.

En comparant ces expériences, on peut voir que la mort de ces
animaux (qui étaient tous de la même portée, par conséquent de
même force) arrive en un espace de temps plus ou moins long.
Lorsque le sang est frais, n°ˢ 6, 7, 11 et 12, la mort est rapide,
elle arrive en un temps qui varie de 22 à 25 heures. (Dans un
certain nombre d'autres inoculations, nous avons pu voir que ce
temps peut être dépassé, mais il est rare que la durée de la vie
soit de plus de 35 à 40 heures.)

17   3

Si, au contraire, le sang a subi un commencement de putréfaction, la mort arrive beaucoup plus tard, ordinairement de la 50e à la 75e heure ; pour les sujets nos 1 et 10, vers la 70e heure.

J'eus alors l'idée de chercher à cultiver la bactéridie, car j'avais pu remarquer que, lorsqu'on examine le sang d'animaux morts depuis un certain temps, les bactéridies semblent crénelées, puis que bientôt elles se désagrègent et donnent naissance à de petits corps ovoïdes ou arrondis, isolés ou géminés, et que néanmoins, à ce moment, le sang inoculé transmet à coup sûr le charbon.

Je résolus de cultiver les bactéridies à l'abri de l'air, par conséquent de la putréfaction, tout en conservant, comme témoin, du sang charbonneux, abandonné à lui-même dans le cadavre de l'animal, ou bien placé dans une étuve et renfermé dans un flacon non bouché.

Pour recueillir le sang et me mettre à l'abri de l'air, j'usai d'un moyen qui m'avait été indiqué par M. Chauveau. On prend de petits ballons de verre mince de la capacité de 2 centimètres cubes environ, dont on étire le goulot très finement. Pour faire le vide dans ces ballons, on les remplit d'eau distillée qu'on fait ensuite bouillir sur une lampe à alcool ; au moment où les dernières gouttes se vaporisent, on ferme au chalumeau l'extrémité effilée.

Lorsqu'on veut remplir ces ballons, on fait une petite ouverture à une veine, préalablement liée du côté du cœur ; on introduit l'extrémité effilée et fermée dans le vaisseau, puis on la casse avec l'ongle à travers la paroi vasculaire. Le ballon se remplit immédiatement ; on ferme à la lampe, et on peut conserver ainsi le sang indéfiniment sans qu'il se putréfie.

Des tubes ainsi recueillis, les uns étaient placés dans une étuve dont la température était de 38 à 39 degrés ; les autres étaient conservés dans le laboratoire à la température de 15 à 18 degrés.

Voici les résultats que j'obtins avec le sang placé dans ces diverses conditions :

Deuxième série d'expériences. — Au moment où le lapin no 12 de la première série rendait le dernier soupir, je recueille quatre ballons de sang ; deux sont placés dans l'étuve, les deux autres conservés dans le laboratoire. De plus, on inocule immédiatement le no 13.

Le no 13 meurt en 32 heures.

Le 15 avril (102 heures après avoir recueilli le sang du ballon) on inocule :

Le n° 16 avec le sang du ballon de l'étuve. — Résultat négatif.

Le n° 17 avec le sang du ballon du laboratoire. — Le lapin meurt en 63 heures.

Dans cette série, nous voyons le sang d'un animal chargé de bactéridies tuer un lapin en 32 heures ; ce même sang, quatre jours après, conservé à l'abri de l'air et de la putréfaction, mais à une température peu élevée, demande 63 heures pour amener le même résultat. Ce sang, enfin, conservé à la température du corps, est demeuré inactif.

Troisième série d'expériences. — Le sang du n° 13 nous fournit des ballons qui sont placés dans les mêmes conditions que les premiers ; nous plaçons de plus un morceau de rate dans l'étuve, et le cadavre est abandonné dans une partie réservée du laboratoire, à une température de 10 à 11 degrés.

N° 14. — Inoculé 58 heures après la mort du n° 13 avec du sang pris dans la jugulaire du cadavre, meurt 38 heures après l'inoculation.

N° 15. — Inoculé 68 heures après avec le sang d'un des ballons de l'étuve, meurt en 70 heures.

N° 19. — Inoculé 75 heures après avec le sang pris dans la veine cave du cadavre déjà en putréfaction, reste bien portant.

N° 20. — Inoculé 75 heures après avec le sang d'un tube de l'étuve, reste bien portant.

N° 21. — Inoculé après 75 heures avec le sang de la rate placé dans l'étuve, lequel est entièrement putride, *reste bien portant.*

N° 22. — Inoculé après 75 heures avec le sang d'un ballon conservé dans le laboratoire, meurt en 60 heures.

Ces résultats sont identiques à ceux de la première série. Le sang conservé à l'abri de l'air, mais à la température du laboratoire, donne encore la mort lorsque ce même sang, placé dans un milieu dont la température est plus élevée, ou bien abandonné à la putréfaction, est devenu incapable de transmettre le charbon. Quelle est donc la cause des résultats différents obtenus par ces inoculations ?

S'il est assez difficile de conclure en face d'expériences aussi peu nombreuses, elles sont néanmoins suffisantes pour mettre sur une voie toute nouvelle. Voici comment je les avais interprétées :

Au moment de la mort, et avant que la putréfaction se soit emparée du cadavre des animaux charbonneux, les bactéridies ont toute leur force ; qu'elles soient à l'état de bactéridies ou de spores, elles donnent, à coup sûr, la mort. La putréfaction les tue, ainsi que l'a démontré M. Davaine.

Mais si elles sont conservées à l'abri de l'air et, par conséquent, de la putréfaction, les bactéridies n'en meurent pas moins en un temps assez court, car elles ont bientôt absorbé l'oxygène du milieu dans lequel elles se trouvent, et elles meurent asphyxiées. Cette asphyxie des bactéridies arrive d'autant plus vite qu'elles se trouvent dans un milieu dont la température est plus élevée (le sang des ballons de l'étuve conserve son activité moins longtemps que celui du laboratoire), ce qui tient probablement à une consommation plus grande d'oxygène.

J'avais tiré de ces réflexions une théorie de l'action des bactéridies que j'ai souvent exposée à mes amis et qui se trouve conforme à celle de M. Pasteur. La voici :

Les bactéridies sont des corps très avides d'oxygène ; elles tuent l'animal en absorbant toute la quantité de ce gaz qui est en dissolution avec le sang ; elles tuent l'animal par asphyxie. Depuis ce temps, j'ai été souvent frappé par la similitude qui existe entre les lésions du charbon et celles d'une asphyxie lente, comme celle qui est causée par le météorisme, par exemple.

La conception de la mort par asphyxie dans les maladies charbonneuses, rend parfaitement compte des symptômes observés chez les animaux inoculés. Ceux-ci, pendant toute la durée du temps qui s'écoule entre le moment de l'inoculation et les dernières heures de la vie, ne paraissent pas malades ; mais, au dernier moment, les phénomènes apparaissent, s'aggravent, se multiplient avec une rapidité étonnante, et la mort arrive.

Cette rapidité dans la succession des phénomènes graves a eu pour résultat de propager cette erreur que le charbon tue en quelques heures ; en réalité, il a dû se passer un temps, plus ou moins long, pendant lequel l'animal était sous le coup de la maladie sans en manifester les symptômes.

Voici comment il me semble que l'on doit expliquer ces phénomènes.

Immédiatement après l'inoculation, le nombre des bactéridies mélangées au sang est très petit ; il y en a à peine quelques-unes dans les premières heures, et des recherches très minutieuses n'en font souvent découvrir aucune. Aussi la quantité d'oxygène qu'elles absorbent à ce moment peut-elle être considérée comme nulle ; mais, ainsi que le pense M. Davaine, elles se multiplient suivant une progression géométrique, et la quantité d'oxygène absorbée par elles suit cette progression. Dans les derniers temps le nombre des bactéridies croît avec une rapidité effrayante, et bientôt les symptômes s'accusent en raison directe de ce nombre. Enfin l'animal meurt lorsque les bactéridies sont assez nombreuses pour absorber tout l'oxygène introduit à chaque inspiration ; l'accélération des mouvements respiratoires ne fait que retarder la mort de quelques instants.

A ces expériences j'en ai ajouté d'autres qui me paraissent plus concluantes. M. Pasteur ayant filtré le sang charbonneux sur du plâtre, a vu que le liquide filtré ne donne plus le charbon, tandis que la partie du sang restée sur le filtre est extrêmement contagieuse. Cette méthode que j'ai plusieurs fois employée ne laisse absolument passer que la partie liquide du sang ; on ne rencontre dans la substance filtrée aucune granulation organique, si petite qu'elle soit. Or, M. Chauveau a démontré que les propriétés contagieuses des humeurs virulentes appartiennent exclusivement à leurs particules figurées ; s'il en est ainsi pour le charbon, le résultat de la filtration par le plâtre n'a rien d'inattendu ; mais il n'élucide pas la question de savoir dans quels éléments réside la propriété contagieuse. Il fallait donc trouver un mode de séparation qui laissât passer les granulations tout en arrêtant les bactéridies.

Une première filtration sur quatre feuilles de papier fin exactement appliquées l'une sur l'autre laissait voir

encore dans le liquide quelques rares bactéridies, et
l'inoculation de ce produit transmettait le charbon. Je
doublai le nombre des feuilles, qui furent d'abord moul-
liées, puis pressées l'une contre l'autre. Le sérum passa
avec lenteur ; il contenait des granulations du sang et
même quelques globules blancs, mais malgré les recherches les plus minutieuses je ne pus y reconnaître aucune
bactéridie. Le liquide, ainsi débarrassé de ses éléments
étrangers, fut injecté sous la peau de plusieurs lapins
et ne produisit aucun effet ; il était complètement privé
de ses propriétés contagieuses, et cependant il contenait
encore des granulations et des globules blancs.

Dans le cas d'injection ou, si l'on veut, de transfusion
directe de vaisseau à vaisseau, faite d'un animal à un
autre de même espèce, on peut à volonté diminuer le temps
qui sépare le moment de l'injection de celui de la mort,
et supprimer la prétendue période d'incubation, comme
le prouvent les expériences suivantes :

J'injecte, dans la jugulaire, à trois lapins placés dans
les mêmes conditions, des quantités égales de liquide,
1 centimètre cube 1/2 de sang pur, extrait immédiatement
de la jugulaire avec la seringue Pravaz, d'un animal
arrivé à la dernière période de la maladie charbonneuse ;
sang dilué dans de l'eau distilée, et en telle quantité que
ces différents liquides correspondent à 1,500 millions de
bactéridies, 75 millions de bactéridies et 1,500 bactéridies. Le premier sujet meurt en sept heures, le second
en douze à treize heures, le troisième en trente-six heures.
Or, chacun sait que, lorsqu'il s'agit de virus, la quantité importe peu : si la durée de la période incubatrice varie, c'est
pour des causes autres que la proportion de virus introduit.

Dans les deux expériences suivantes, les faits sont encore plus probants. Un lapin inoculé depuis vingt-huit heures avec des bactéridies cultivées dans du sérum est sur le point de mourir : les bactéridies, examinées dans la jugulaire, sont au moins dans la proportion d'une pour deux globules sanguins, soit environ deux millions cinq cent mille par millimètre cube.

A. Lapin de trois mois, pesant 515 grammes; température 41°5.

A 4 h. 25 m., injection, dans la jugulaire, de 2 centimètres cubes du sang, soit 5 milliards de bactéridies.

A 4 h. 55 m., examen du sang d'une veine de l'oreille : 5 à 6 bactéridies par champ du microscope (objectif 7 de Vérick).

A 5 h. 30., 8 à 10 bactéridies par champ.

A 6 h. 10 m., 12 à 14 bactéridies, température 39°6.

A 7 h. 40 m., 150 bactéridies, température 37°3, coma très profond, globules agglutinés. L'examen du sang de la jugulaire montre 700 à 800 bactéridies par champ. (Elles sont toujours beaucoup moins nombreuses dans les vaisseaux de l'oreille, où la circulation se ralentit très vite.) L'animal est de plus en plus malade; après quelques convulsions générales, il meurt à 7 h. 50 m., c'est-à-dire trois heures vingt-cinq minutes après l'injection.

B. Lapin de la même portée, plus fort, du poids de 820 grammes, température 41°3.

A 4 h. 45 m., injection de 1 centimètre cube de sang pris directement dans le ventricule droit, au moyen d'une seringue Pravaz, soit 2 milliards 500 millions de bactéridies.

A 5 h., examen du sang de l'oreille; 1 ou 2 bactéridies par champ.

A 5 h. 35 m. et 6 h. 20 m., la proportion de bactéridies reste la même dans la veine de l'oreille.

A 8 h., je coupe en travers une petite artère de l'oreille : 13 à 14 bactéridies par champ; le coma commence; température 39°,3.

A 8 h. 30 m., 20 bactéridies par champ, coma profond, globules agglutinés.

A 9 h., 50 bactéridies, température 36°5. Le thermomètre baisse sous les yeux. Coma tellement profond que la piqûre de la cornée provoque à peine un clignotement. On peut compter au moins 1,000 bactéridies par champ, dans la jugulaire.

A 9 h. 15 m., mort de l'animal; température 36°8. La mort est arrivée en quatre heures vingt-cinq minutes.

Dans ces deux cas, l'autopsie démontre l'existence d'embolies dans tout le système capillaire. Elles sont tellement nombreuses dans le poumon, qu'elles en cachent complètement la structure.

Les cinq expériences que je viens de rapporter démontrent bien que la mort est due à la multiplication des bactéridies. On peut, en tenant compte de la quantité de bactéridies injectées, de la durée de la maladie, de la masse du sang des sujets et du nombre approximatif de bactéridies existant au moment de la mort, établir que la multiplication des parasites se fait suivant une progression géométrique, qui commence immédiatement après leur introduction dans le système sanguin. L'intervalle de temps qui sépare chaque terme de la progression est ici d'environ quarante minutes. Il est irréfutable également que cette multiplication se fait dans les vaisseaux sanguins, et qu'il ne peut être question d'une incubation, quelque courte qu'elle soit. La présence du parasite, que l'on suit pas à pas, exclut toute autre cause.

III

CULTURE DES BACTÉRIDIES

Les premières tentatives de culture des bactéridies du charbon ont été faites par Delafond en 1860. Dans une première série d'expériences, cet auteur différencie nettement les vibrions des infusions végétales et ceux de la putréfaction des baguettes charbonneuses. Il montre : 1° Qu'en injectant dans le tissu conjonctif ou les vaisseaux du lapin des liquides chargés de vibrions des infusions, on ne provoque aucun phénomène morbide ; 2° qu'au contraire, si on fait l'injection avec des liquides chargés de vibrions de la putréfaction, les animaux succombent plus ou moins rapidement sans que l'examen du sang laisse voir aucun vibrion.

Ces faits, comparés aux expériences faites avec les baguettes charbonneuses, qui se retrouvent toujours en quantité immense au moment de la mort, paraissent suffisants à Delafond pour établir une distinction nette entre ces baguettes et les infusoires qui leur ressemblent. Il pense que les baguettes sont des végétaux cryptogames et cherche alors à les cultiver ; pour ces essais forcément

incomplets, il institue deux séries d'expériences : 1° Les
expériences tendant à empêcher la végétation des cryptogames ; 2° des expériences favorables à cette végétation.
Dans ces dernières, Delafond a vu, au bout de quelques
jours, la longueur des baguettes quadruplée, et il conclut à une véritable végétation.

Il ajoute ces lignes : « Ces dernières expériences
m'ayant démontré d'une manière déjà bien satisfai-
sante que les filaments charbonneux étaient une matière
organique végétale, j'ai dû pousser plus loin les expériences que j'avais entreprises et chercher à obtenir un
développement complet de cette production, c'est-à-
dire à lui faire donner des spores ou graines ; mais
malgré les expériences variées et nombreuses auxquelles
je me suis livré, je n'ai pu encore atteindre ce résultat
important. J'espère pourtant qu'en multipliant et va-
riant mes expérimentations, je pourrai atteindre un développement entier du cryptogame. Quoi qu'il en soit, il
me paraît, je ne puis encore dire certain , mais pourtant extrêmement probable que , dans le sang vivant
des animaux atteints de la fièvre charbonneuse, circulent, quelque temps avant la mort, et se multiplient pro-
digieusement, des filaments de nature végétale pouvant
s'accroître lorsque le sang retiré des vaisseaux est mis
dans des conditions favorables à la végétation, et donner
lieu à un mycélium très remarquable formé de nombreux filaments déliés. »

J'ai tenu à citer en entier ce passage, car il semble qu'il
soit écrit d'hier, depuis que la culture des êtres inférieurs
est mise à l'ordre du jour; mais au moment où Delafond
écrivait ces lignes, un très petit nombre de savants s'oc-

cupaient de cette question, les méthodes n'existaient pas
encore, on n'était point pourvu de ces appareils si délicats imaginés par M. Pasteur, et qui eussent permis au
professeur d'Alfort de réaliser son désir.

Depuis l'époque où Delafond cherchait à cultiver le
leptothrix du charbon, les recherches de M. Pasteur sur
les ferments ont provoqué de toutes parts un mouvement
considérable dans cette direction, et enfin, il y a trois
ans, un savant allemand, le Dr Koch, étudiait de nouveau la culture des bactéridies et arrivait à des conclusions d'une haute importance. M. Pasteur, reprenant la
question, démontre, par ses cultures, que la bactéridie
ou ses spores sont les seules causes que l'on puisse invo-
quer pour le développement de la maladie charbonneuse.
Je vais résumer rapidement les recherches des auteurs
que je viens de nommer, après quoi j'exposerai celles
qui me sont propres.

Le Dr Koch [1] a cultivé les bactéridies du charbon en
employant le procédé de Cohn : il dilue une très faible
quantité de sang charbonneux dans une goutte de sérum
ou d'humeur aqueuse ; le tout est mis sur une lame de
verre, maintenue à une certaine température et dans des
conditions permettant une observation facile et de longue
durée. Il voit alors les bactéridies s'allonger et acquérir
jusqu'à dix, vingt et cent fois leur longueur primitive
pour former des paquets de filaments entrelacés. Après
dix ou quinze heures apparaissent dans leur intérieur de

---

[1] Dr Koch. Die Ætiologie der Milzbrand Krankheit, begründet auf die
Entwickelungsgeschichte des Bacillus Anthracis. *Beitrage zur Biologie der
Pflanzen herausgegeben* von Dr Ferdinand Kohn, 1876. p. 277.

fines granulations réfringentes, très-rapprochées, mais
régulièrement espacées. Puis les longs filaments se dis-
socient et, à leur place, on ne voit plus que les granulations alignées et maintenues par une substance unissante
formée des derniers vestiges des filaments. Les granulations s'isolent ensuite et constituent de véritables spores
identiques à celles des autres bactéries observées par
Cohn. Koch a déterminé de plus les conditions dans lesquelles les spores se développent. Une température de
35° provoque le développement rapide des baccilles ;
après vingt heures, elles présentent déjà des spores. A
30° le développement des spores est plus tardif ; on ne
les aperçoit qu'après trente heures. De 18 à 20°, il leur
faut de deux à trois jours pour se former. Au-dessous de
18° et jusqu'à 12° les baccilles ne se développent plus.
Au-dessus de 40° le développement des baccilles est difficile, et à 45°, il ne paraît pas se faire.

Koch a constaté également que la présence de l'air est
indispensable au développement des bactéridies : dans un
milieu pauvre en oxygène, leur contenu devient trouble,
se segmente en petits fragments qui se divisent et disparaissent.

Les spores du Bacillus anthracis germent et reproduisent des spores.

Dans la première communication de M. Pasteur sur le
charbon, à l'Académie des sciences, cet éminent expérimentateur a rendu compte (séance du 30 avril 1877) de
recherches faites en commun avec M. Joubert sur la culture du parasite du charbon. MM. Pasteur et Joubert
se sont servis surtout, comme milieu de culture, de
l'urnie neutre ou légèrement alcaline, ou encore de la

solution minérale artificielle employée depuis longtemps
par M. Pasteur pour la culture des ferments. Ils sont
ainsi parvenus à faire naître, dans leurs appareils, des
quantités énormes de bactéridies se reproduisant indéfi-
ment dans de nouvelles solutions, et conservant aussi
toutes leurs propriétés toxiques sur les animaux aptes à
contracter le charbon.

Après douze cultures successives, et en faisant passer
seulement une goutte du ballon rempli de spores dans le
ballon nouveau, MM. Pasteur et Joubert démontrent que
la culture du dernier ballon est aussi toxique que celle du
premier, et qu'il faut seulement une très petite quantité
de liquide pour tuer un animal. Cette expérience suffit à
elle seule pour donner la preuve que la bactéridie est la
cause unique du charbon.

J'ai répété moi-même très souvent, dans l'année qui
vient de s'écouler, les expériences de MM. Koch, Pasteur
et Joubert, et je dois dire que j'ai pu constater la parfaite
exactitude de leurs récits.

J'emploie pour les cultures à suivre au microscope la
chambre humide et chaude, décrite par Ranvier [1], qui
permet de suivre avec la plus grande facilité tous les
stades de développement des parasites. Après avoir exactement nettoyé avec des acides forts la chambre et surtout la rainure qui entoure la borne médiane, je la passe
sur la flamme d'une lampe à alcool ainsi que la lamelle
de recouvrement, puis je pique avec une pipette en verre
étirée au moment même la cornée d'un animal qui vient
d'être tué, et j'aspire une goutte d'humeur aqueuse qui est

[1] Ranvier, *Traité technique d'histologie*, p. 44 et 41.

ensuite déposée sur la borne ; une très petite quantité de
sang recueilli de la même manière dans un vaisseau d'un
lapin mourant ou qui vient de périr du charbon, est ajoutée
à l'humeur aqueuse ; je me sers aussi, et même de pré-
férence au sang, de la sérosité de l'œdème charbonneux
qui entoure le ganglion le plus rapproché du point inoculé ; cette sérosité ne renferme qu'un très-petit nombre
de bactéridies, la préparation n'est pas obscurcie par les
globules sanguins et l'examen est aussi rendu beaucoup
plus net et plus facile.

Lorsque ces précautions ont été prises, il arrive souvent que plusieurs jours après, on ne rencontre dans la
préparation aucun être organisé autre que la bactéridie,
mais si quelques bactéries se développent, elles ne gênent
pas l'observation et n'empêchent nullement la série des
transformations qu'on va voir s'effectuer.

Lorsque les bactéries sont peu nombreuses, il arrive
qu'on en rencontre une ou deux seulement dans le champ
du microscope ; c'est la condition qui convient le mieux
pour l'observation (pl. I, fig. 1 à 6) ; on doit encore, si
l'on veut observer toutes les transformations, choisir un
point aussi rapproché que possible de la rainure à air, car
c'est en cet endroit que la diffusion de l'oxygène se fera
avec la plus grande facilité, et que le développement
sera le plus rapide et le plus complet. J'ai pu, en obser-
vant ces prescriptions, dessiner d'heure en heure des bactéridies isolées et assister à toutes leurs transformations.
En moins d'une heure elles ont doublé de longueur :
après deux heures elles ont décuplé, et au bout de sept
à huit heures elles couvrent complètement le champ
du microscope et s'étendent même bien au delà. Quelque-

fois les bactéridies forment de longs filaments à peu près rectilignes, mais le plus souvent elles s'amassent en vé - ritables paquets dont la forme est presque toujours la même ; elles s'accolent volontiers aux bactéridies qu'elles rencontrent en progressant, et cheminent alors parallè- lement ou plutôt en s'enroulant les unes autour des autres ; lorsque les deux extrémités d'une longue bactéridie sont fixées, elle forme en s'allongeant une anse qui tourne sur elle-même ; cette disposition est quelquefois tellement marquée que les paquets prennent la disposition des to- rons d'une corde usée. A une température de 35 à 40°, et après seize à dix-huit heures de culture, on remarque très nettement qu'elles ont augmenté de diamètre et renferment un protoplasma très légèrement granuleux qui peut manquer en certains endroits par lesquels la bac- téridie se dessine seulement par ses contours. Presque toujours, au début de son accroissement, la bactéridie, même la plus longue, ne présente aucune trace de seg- mentation ; mais dans les dernières heures, lorsque l'al- longement est moins rapide, on observe des traits trans- versaux indiquant une division en articles. Le protoplasma se rétracte et bientôt on voit apparaître à chaque extré- mité des segments une masse réfringente, ovoïde, cons- tituant la spore. Dans cet état, la bactéridie offre, comme le dit fort bien Koch, l'aspect d'un chapelet de perles (voy. pl. I, f. 12.) ; ces perles sont le plus souvent rappro- chées deux par deux et, si la bactéridie est segmentée, elles sont séparées par un trait transversal indiquant qu'elles appartiennent à deux segments différents, aux extrémités desquels elles se sont formées. Dans les heures suivantes, les contours de la bactéridie ou les lignes qui bordent les spores pâlissent de plus en plus et bientôt disparaissent ; il ne reste plus qu'une substance granuleuse entourant les spores. Celles-ci sont ainsi devenues libres ; elles ne conservent pas longtemps leurs rapports : animées de mouvements browniens très accentués, elles tournent sur elles-mêmes avec rapidité, en se rapprochant les unes des autres pour former bientôt des amas brillants au milieu de la poussière grisâtre résultant de la désagrégation des filaments (pl. I, fig. 5.).

En employant le même procédé, j'ai pu suivre très exactement la transformation des spores en bactéridies (pl. I, fig. 7 à 14) ; mais sur ce point, mes résultats diffèrent de ceux annoncés par Koch. D'après cet auteur, on verrait la spore s'entourer d'une masse gélatineuse, transparente, de forme ronde ; cette masse s'allongerait petit à petit dans un seul sens et deviendrait ovoïde ; la spore occuperait l'un des pôles de cet ovoïde. Cette enveloppe transparente s'accroît encore en longueur et devient filiforme ; la spore diminue de volume, pâlit, se fragmente et disparaît. Le bacille est alors constitué.

J'ai observé quelquefois cette matière gélatineuse dont parle Koch ; elle existe presque toujours autour des bactéridies cultivées dans les ballons et les enveloppe ainsi que les spores ; mais ce n'est, croyons-nous, qu'une sécrétion des microphytes et non une substance destinée à leur nutrition. Lorsqu'elle existe en grande quantité, elle rappelle assez bien la gaîne graisseuse des tubes nerveux frais ; comme cette dernière, elle forme autour de la bactéridie une enveloppe continue, étranglée de distance en distance et, lorsqu'elle est isolée, des gouttelettes analogues à celles de la myéline ; on ne trouve nettement la

substance dont nous parlons que dans les liquides renfermant de grandes quantités de bactéridies et surtout
lorsqu'il y a un commencement de putréfaction ; je ne l'ai
rencontrée que très rarement dans les cultures dépourvues
d'autres vibrions. Si on transporte des spores desséchées
dans un liquide frais, on ne la voit jamais ; voici dans ce
cas ce que l'on observe : les spores sont très réfringentes
et animées de mouvements browniens comme si elles ve-
naient d'être produites. Au bout d'une demi-heure à une
heure, à une température de 37 à 38°, dans l'urine, le
sérum ou l'humeur aqueuse, les spores perdent leur réfringence, et leurs mouvements browniens cessent presque complètement : elles deviennent pâles comme les bactéridies et très finement granuleuses, puis s'allongent
dans le sens de leur plus grand diamètre ; après deux
heures de culture, le corpuscule a deux ou trois fois ses
dimensions primitives : c'est alors une bactéridie dont
l'allongement fait des progrès rapides. Les bactéridies
provenant de spores possèdent, lorsqu'elles commencent
à s'accroître, de légers mouvements par lesquels elles peuvent changer leurs rapports, mais de très peu ; néanmoins
ce déplacement est fort net ; lorsqu'on examine un groupe
de trois ou quatre spores rassemblées à petite distance
comme celles représentées dans la planche I, figures 7, 8,
et 9, on les voit s'écarter ou se rapprocher les unes des
autres par des mouvements lents d'oscillation et dans des
liquides tout à fait immobiles. Ces déplacements ne sont
jamais bien considérables, je les ai souvent observés, mais
jamais ils n'ont été suffisants pour que la bactéridie
s'échappe du champ d'observation. Les mouvements cessent complètement aussitôt que la bactéridie a acquis

assez de longueur pour se segmenter[1]. A partir de ce
moment les phénomènes de développement des bactéridies
diffèrent suivant le point de la préparation où elles se
trouvent. Celles qui sont placées près de la rainure à air
augmentent rapidement de longueur, forment des amas
articulés et, au bout de seize à dix-huit heures, on voit
apparaître des spores dans leur intérieur, surtout si la
préparation a été exposée à la lumière; souvent, dans ce
cas, on n'aperçoit pas de cloisons transversales dans le filament. Si, au contraire, la bactéridie est restée dans l'obs-
curité, les spores mettent plus longtemps à se montrer
(fig. 3), dix à quinze heures de plus, et presque toujours le
cloisonnement précède leur formation. Les bactéridies qui
occupent le milieu de la borne de la chambre humide et
qui, en raison de leur situation, reçoivent très peu d'oxygène de la rainure, s'arrêtent bientôt dans leur développement, restent petites, formées de deux, quatre ou cinq
articles se séparant facilement les uns des autres; elles

---

[1] J'ai observé, au mois de juillet 1878, une bactérie ayant les plus grands
rapports de forme et de développement avec la bactéridie du charbon; elle en
différait seulement en ce que les bâtonnets non articulés étaient doués de mouvements très rapides. Ces bactéries se trouvaient en grande quantité dans du
sang provenant d'un porc mort du rouget, et après vingt heures d'extraction, mais elles y étaient arrivées accidentellement. Cultivées dans la chambre
humide et chaude, elles se massèrent sur les bords de la rainure à air, per-
dirent leurs mouvements, s'allongèrent en formant des paquets de filaments
absolument analogues à ceux des bactéridies, avec cette seule différence que
les articles étaient plus courts; comme elles aussi, elles donnèrent naissance
à des spores tout à fait identiques; mais ces bactéries, quoique vivant et se
reproduisant par segmentation et par spores dans les liquides organiques,
étaient tout à fait inoffensives pour les animaux vivants. Le sang qui les contenait, et les spores obtenues par culture, inoculés à trois lapins, deux agneaux,
une brebis, deux porcelets, une ânesse et un cheval, n'a rien produit que de
petites tumeurs aux points d'inoculation, tumeurs qui ont fourni de petits abcès sans aucune espèce de gravité.

cessent bientôt de s'accroître et ne se transforment pas en spores. (Pl. I, fig. 14). Hoffmann avait observé des faits à peu près identiques sur les bactéries[1].

Il est assez remarquable que les spores ne se développent que très difficilement dans les liquides ayant servi à les produire, c'est-à-dire que lorsque les bactéridies ont donné des spores dans une préparation, ces dernières restent à l'état de spores dans ce liquide et ne se développent point, quoique les conditions de température et d'oxygénation soient encore suffisantes ; elles peuvent être plusieurs jours sans passer à l'état de bactéridies, tandis que quelques heures suffisent pour provoquer leur développement, si on les place dans un nouveau liquide de culture.

Les bactéridies cultivées peuvent donner naissance à de véritables *sporanges polyspores* (Pl. I, fig. 15). En cultivant des *spores* de bactéridies dans le sérum du sang du chien, les filaments prennent un diamètre transversal presque double du diamètre ordinaire, puis le protoplasma du filament s'amasse en certains points, ce qui se distingue nettement en ce que, dans les parties où le protoplasma manque, la bactéridie a perdu toute réfringence. Dans une dernière période, les points occupés par le protoplasma condensé augmentent considérablement de volume et forment des organes ovoïdes plus ou moins allongés ou bien renflés en boules ou en forme de gourde à l'une des extrémités. Dans l'intérieur de ces sporanges se forment enfin de trois à six ou huit spores, très nettes et très réfringentes, puis par dissociation de la membrane

---

[1] Hoffmann, *Ann. de Sc. nat.*, 1869, t. XI, p. 9.

d'enveloppe, les spores deviennent libres. Ces spores, ainsi
formées, reproduisent des bactéridies ordinaires.

Toutes les expériences entreprises sur la culture des
bactéridies du charbon montrent ces microphytes comme
des êtres avides d'oxygène, ne pouvant se développer en
dehors de la présence de ce gaz et se multipliant d'autant
plus rapidement que la proportion en est plus considérable. Dans les cultures en ballon, il suffit de quelques heures pour montrer de larges et épais flocons de mycélium ;
par contre, dans les parties centrales des bornes de
chambre humide, on n'observe qu'une végétation pauvre,
lente et incomplète ; les bactéridies qui se développent en
ces points n'arrivent pas à produire des spores.

Si on fait l'application de ces données à l'étude de la
reproduction des bactéridies dans l'économie des animaux
charbonneux, on est bien vite frappé du peu d'activité
manifesté par les parasites introduits dans l'épaisseur des
tissus ; jamais ces bactéridies ne produisent ces longs filaments des cultures ; même dans les points où elles forment des amas extravaculaires et où l'épanchement
lymphatique est très abondant, malgré les excellentes
conditions de température et de nutrition dans lesquelles
elles se trouvent, elles restent toujours relativement courtes et formées tout au plus de 3 ou 4 segments ; il est
rare d'en rencontrer 5 ou 6 ; l'oxygène qui se trouve en
trop petite quantité dans la lymphe épanchée, leur man-
quant pour se développer, on ne les voit jamais dans ces
conditions se transformer en spores ; même lorsque les
animaux ne meurent que le quatrième ou le cinquième
jour de l'inoculation, les bactéridies du point primitivement inoculé n'en ont pas fourni. De même chez les

animaux morts spontanément du charbon, on trouve les
bactéridies des ganglions primitivement infectés, granuleuses, irrégulières, en grande partie désagrégées ;
elles sont peu actives, un grand nombre paraissent mortes. Dans le sang, elles sont toujours plus courtes encore
que dans les tissus, ce qu'on pourrait attribuer aux mouvements du liquide qui séparerait les segments. Une explication de ces faits qui semble rationnelle quand on la
compare à l'évolution si active des bactéridies cultivées
dans les liquides artificiels ou naturels très oxygénés, c'est
que les bactéridies végètent pauvrement dans l'économie.
qu'elles n'y trouvent les conditions de leur vitalité qu'en
quantité strictement suffisante, et qu'il devrait suffire de
diminuer très peu ces conditions favorables pour empêcher complètement leur développement. Et de fait, ne
voyons-nous pas un certain nombre d'animaux rester
réfractaires au charbon, et cela dans toutes les espèces ?
et même nous constaterons que des espèces entières résistent à cette maladie. J'ai inoculé vainement des porcs ;
je n'ai jamais pu obtenir autre chose que des phlegmons
des ganglions lymphatiques ; l'injection dans les vaisseaux sanguins n'a pas mieux réussi ; les ânes vieux sont
presque toujours réfractaires, même à l'injection intravasculaire; il en est ainsi, quoique à un degré moins ac-
centué, des vieux chevaux. M. Pasteur a démontré que
les oiseaux doivent être placés dans des conditions spé-
ciales pour contracter la maladie ; enfin j'ai conservé
longtemps une vieille brebis, tout à fait réfractaire, qui
a résisté à des doses capables de tuer les animaux de plusieurs troupeaux. Les chiens âgés s'inoculent aussi très-
difficilement ou même pas du tout. Deux inoculations

successives par plusieurs piqûres, n'ont absolument rien produit sur une vache phtisique dont la température était, il est vrai, assez élevée (40°).

Les exemples, on le voit, sont nombreux et faciles à multiplier ; ils invitent à la méditation et doivent provoquer les recherches exactes des conditions qui empêchent le développement des parasites. Il y a là tout un coin encore inexploré de la question, qui me paraît être de la plus haute importance au point de vue des mesures à prendre pour combattre la maladie.

Les cultures démontrent donc que la bactéridie se présente sous deux états, celui de bâtonnets ou de mycélium, et celui de spores ou corpuscules germes. Les premiers sont peu résistants ; une chaleur de 50° agissant sur eux pendant quelques minutes, la putréfaction, l'action des liquides antiseptiques très dilués suffisent pour les tuer. On ne peut guère les conserver en nature qu'en desséchant rapidement le sang qui les renferme à une température inférieure à 42°. Mais il n'en est pas de même des corpuscules brillants : ceux-ci, une fois formés, résistent à des températures élevées, à la putréfaction, à l'humidité, et après plusieurs années ils ont conservé toute leur puissance ; placés sous l'épiderme d'un animal apte à contracter le charbon ou dans un liquide de culture, ils s'allongent, reforment des bactéridies qui se multiplient rapidement par scission et entraînent la mort des animaux inoculés ; ils possèdent par conséquent tous les caractères toxiques des bactéridies récemment extraites du sang frais et causent les mêmes ravages.

Les faits qui viennent d'être exposés sont d'une impor-

tance capitale au point de vue de l'interprétation des phénomènes de transmission du charbon et de sa réappari-
tion dans une localité où, depuis plusieurs mois ou même
plusieurs années, il n'avait pas fait de victimes.

On comprend très bien, en effet, que des spores formées
quelques heures après la mort d'un animal tué par le
charbon et abandonné sur le sol, se soient conservées sur
la terre ou les plantes, et que, plus tard, placées dans des
conditions favorables, c'est-à-dire dans une plaie chez un
animal, elles se développent et causent la mort de cet
animal. J'ajoute cependant que cette manière de concevoir la contagion du charbon n'est qu'une hypothèse,
qui a pour elle aujourd'hui beaucoup de chances d'être
reconnue exacte, mais qui, de même que toutes les induc-
tions, devra être démontrée par des expériences directes.

Mais quel que soit le mode de conservation des bactéridies ou de leurs spores, je crois qu'il est possible d'affirmer à l'heure actuelle : 1° que le charbon n'est jamais
spontané dans le sens littéral du mot; 2° qu'il faut, pour
son développement, qu'il y ait inoculation de bactéridies
ou de leurs spores.

IV

CRITÉRIUM DE LA MALADIE CHARBONNEUSE

Avant d'entrer dans l'étude de l'anatomie pathologique de la *maladie charbonneuse*, il est indispensable
de bien définir ce que l'on doit entendre par cette
dénomination. Il semble à première vue que ce soit là
chose inutile, car la plupart des pathologistes paraissent
absolument convaincus de l'impossibilité d'une erreur.

Rien n'est pourtant moins justifié que cette sorte de
bill d'impeccabilité que s'octroient un grand nombre de
praticiens; il suffit, pour s'en convaincre, d'ouvrir les auteurs classiques ou de parcourir les recueils de faits (je
ne parle ici que de la maladie charbonneuse chez les animaux, car chez l'homme il est facile d'arriver au diagnostic de la pustule maligne). Les symptômes dits classiques des affections charbonneuses peuvent s'attribuer à
toutes les maladies infectieuses ou septiques, souvent
même à certaines maladies aiguës des organes internes
et surtout des organes digestifs. Les discussions sur ce
sujet n'ont rien appris; elles n'ont, jusqu'à ce jour, fourni
aucun moyen d'éviter les erreurs, car elles se sont cons-

tamment élevées au sein de Sociétés ou dans des polémiques où l'on ne pouvait ni reproduire ni étudier le corps du délit. Elles n'ont donc porté que sur des caractères purement extérieurs et différemment appréciés par les observateurs, selon le point de vue souvent opposé auquel ils se plaçaient : en somme, elles n'ont donné que des résultats inexacts. Il ne faut cependant point accuser de ce manque de précision les observateurs seulement ; il y a bien aussi à faire la part de la maladie qui se manifeste évidemment de façons bien différentes, suivant la gravité des lésions qu'elle produit ; c'est ce qui ressortira de l'étude de l'anatomie pathologique du charbon ; rien n'est aussi dissemblable que les désordres produits par cette affection dans les tissus et les organes ; or, comme les symptômes extérieurs ne sont que la conséquence de ces désordres, il est assez naturel que les dissemblances observées aient jeté le désarroi parmi les pathologistes.

Nous ne pouvons accuser d'une pareille confusion les observateurs qui nous ont précédé dans l'étude de cette question, sans établir, au moins par quelques exemples, la vérité de notre affirmation. Nous ne rechercherons pas dans la bibliographie extrêmement riche de cette maladie tous les cas qui pourraient justifier notre accusation, ce serait beaucoup trop long et, disons-le, parfaitement inutile, car s'il peut être de quelque importance de démontrer que des erreurs ont été commises, il ne faut le faire que dans la mesure indispensable pour préparer les dissidents à s'entendre sur un terrain solide, celui des faits bien et dûment démontrés.

Il serait trop facile de trouver des exemples de cette confusion dans les cinquante premières années de ce siè-

cle, mais pour nous rapprocher davantage de notre époque, nous choisirons un exemple dans une discussion à
laquelle ont pris part des pathologistes vétérinaires très
distingués et des praticiens éminents. Elle se trouve re-
produite dans le *Bulletin de la Société centrale de
médecine vétérinaire*. Dans la séance du 22 mars 1860,
M. Leblanc, faisant une communication sur une maladie
qu'il désigna sous le nom de *régnante* et qui sévissait
sur les chevaux de diverses écuries, notamment de quelques dépôts de la Compagnie des omnibus, en arrive à
discuter les différences qui caractérisent, selon lui, le
sang de rate et les *maladies charbonneuses*. La maladi
régnante ne lui paraît pas devoir être rapprochée du
sang de rate ni des affections charbonneuses ; la marche
rapide des symptômes lui fait croire à une apoplexie.

Dans plusieurs lettres adressées au directeur-gérant de
la Compagnie, et relatives à cette affection, M. Charlier
établit les raisons symptomatiques et nécropsiques lui permettant, dit-il, d'affirmer que la maladie est une *pleuro-
pneumonie exsudative*, et il accumule les arguments pour
démontrer l'erreur dans laquelle serait tombé M. Delafond qui, ayant fait l'examen microscopique du sang, y
aurait reconnu le signe pathognonomique du charbon.

Ce sujet fournit à MM. Reynal et Sanson l'occasion
d'affirmer que les inoculations faites aux lapins avec du
sang « n'ont absolument aucune valeur », car « quelle
que soit la nature des matières animales inoculées au
lapin, l'animal succombe à peu près toujours. » Telle est
leur opinion sur la maladie.

M. Bouley, plus sage, pense que dans une question
aussi obscure que celle concernant cette affection, il ne

faut pas se contenter de suppositions, et il estime que la Société « peut décliner en chœur le verbe *ne pas savoir* ». Il n'a d'ailleurs été à même d'observer que quelques cas fournis par des chevaux placés dans d'excellentes conditions hygiéniques. M. Leblanc déclare ne pas reconnaître l'utilité de la prudente réserve recommandée par M. Bouley et persiste à considérer son diagnostic comme très bien établi.

Enfin M. Delafond vient clore la discussion dans cette première séance en affirmant que la maladie est parfaitement connue; « c'est la fièvre charbonneuse de la Beauce, de la Brie, de l'Aisne »; il en décrit les lésions et base surtout son diagnostic sur l'examen du sang qui renferme toujours, entre les globules, « de petits prolongements linéaires de deux cents millièmes de millimètre de longueur, nageant dans l'eau du sang. » M. Brauell les avait déjà constatés. M. Delafond a examiné plus de trois cents échantillons de sang charbonneux et il a toujours reconnu quelque chose de particulier qui donne au sang charbonneux un cachet tout spécial qu'on ne retrouve pas dans celui des sujets ayant succombé à d'autres affections, fussent-elles putrides ou gangréneuses : ce sont les prolongements linéaires, les petites baguettes.

Par cette discussion de la première séance, la question était bien posée; il était facile de s'assurer des symptômes et des lésions et de les comparer avec ce que l'on savait des maladies charbonneuses. A la réunion du 12 avril, M. Charlier se charge de cette tâche ; la *pleuro-pneumonie* du 22 mars s'est transformée pour lui en *congestion apoplectique;* il place bien en regard, dans deux colonnes, les caractères de la maladie régnante et ceux

que l'on considère comme classiques pour le charbon,
de façon à faire ressortir la différence absolue qui existe
dans la symptomatologie des deux affections; il ne sau-
rait y avoir de doute à cet égard. « La cause *majeure*,
sinon *unique*, de la maladie des chevaux du dépôt Pigalle,
réside, à n'en pas douter, dans une alimentation *riche*
et *abondante*, succédant à la nourriture insuffisante de
l'année dernière. » L'avoine vient de la Beauce, et on en
fait un usage *récent* et *exclusif*.

Dans une note adressée à la Société, M. Garreau croit
devoir relever les opinions erronées émises dans la dernière séance sur les maladies charbonneuses; il compare
l'état des esprits sur ce sujet « à celui des habitants de
la tour de Babel », et cherche à trouver une langue mixte,
comprise de tous les honorables membres de la Société.

M. Leblanc n'hésite point à déclarer que la maladie
n'a évidemment pas les caractères charbonneux, surtout
en ce qu'elle n'est point contagieuse par cohabitation;
mais elle a, dit-il, une grande analogie avec le *sang de
rate*.

La méthode expérimentale a aussi été interrogée par
M. Signol; il a inoculé des moutons, des lapins, et a
reconnu, avec le concours de M. Vulpian, la présence de
corps en baguettes dans le sang des chevaux malades et
des animaux inoculés; cependant ces derniers n'ont pas
présenté les *lésions caractéristiques du charbon*.

M. Riquet, qui a souvent observé cette affection, croit
pouvoir l'assimiler aux maladies typhoïdes.

M. Bouley, résumant la discussion, présente des objections à chacun des orateurs. Il pense qu'il n'y a rien de
fondé dans les opinions de MM. Charlier et Leblanc et

pose un nouveau point d'interrogation. Dans une courte discussion qui suit, M. Charlier reproduit encore cette opinion que la cause de la maladie est l'excès de nourriture. « Il en est de cette affection comme du *choléra des poules ;* changez le régime des animaux et vous faites disparaître l'une et l'autre. »

A la séance du 10 mai, M. Delafond lit, sur les baguettes du sang, un beau travail qui a été analysé plus haut ; mais malgré un grand nombre de faits de la plus haute importance, il ne réussit pas à faire pénétrer la conviction dans les esprits.

Je me suis étendu sur cette question afin de démontrer qu'en 1860 l'accord était loin d'exister sur la symptomatologie et sur les lésions du charbon. Existait-il dix ans plus tard, il y a deux ans ou même aujourd'hui ? pas davantage. Les ouvrages vétérinaires classiques, les comptes rendus des Sociétés, les rapports des commissions aux autorités montrent la même dissidence qu'il y a vingt ans. Que l'on examine en effet les travaux écrits sur la guérison du charbon, particulièrement au moyen de l'acide phénique, et l'on sera frappé des divergences des auteurs. Depuis que M. Sanson, avec un succès tout personnel, avait déterminé la fièvre charbonneuse chez un taurillon en lui inoculant du sang sain putréfié[1] (fièvre charbonneuse dont les symptômes avaient été, comme de raison, parfaitement reconnus par un certain nombre de personnes compétentes), et qu'il avait guéri ladite fièvre avec *dix* grammes d'acide phénique, les victimes du charbon étaient devenues presque un mythe ; on trouvait beau-

[1] Rapport sur le mal de montagne, *Recueil de méd. vét.,* 1869

coup de cas, mais certains praticiens les guérissaient
tous. Depuis cette époque, on est revenu de l'engouement
provoqué par ce fait mal observé et l'on peut affirmer
aujourd'hui qu'il n'est pas dans les annales de la pathologie un seul cas de fièvre charbonneuse, de sang de rate
authentique guéri par l'acide phénique ou tout autre moyen.
Les guérisons qui ont été publiées coïncident toujours
avec des diagnostics douteux ou manifestement erronés.

Nous le répétons, il est impossible d'établir une symptomatologie unique pour les différentes espèces qui peuvent
être affectées du charbon, par cette raison bien simple que
les lésions varient chez les différentes espèces et souvent
même chez les individus d'une même espèce. Avec tel
animal, les lésions sont pour ainsi dire nulles, aucune
destruction d'organe, pas une rupture vasculaire, à peine
quelques inflammations ganglionnaires ; le sujet mourra
dans le coma, sans convulsion, sans douleur. Chez d'autres, au contraire, des ruptures vasculaires vont se produire, des hémorrhagies multiples auront lieu, et ces
épanchements considérables donneront naissance à des
douleurs colliquatives, quelquefois fulgurantes ; les animaux mourront comme d'apoplexie ou avec des symptômes rappelant ces coliques atroces au milieu desquelles
les malades perdent tout instinct de conservation. Entre
ces deux extrèmes on trouve tous les intermédiaires.

Je m'efforcerai de démontrer par des faits expérimentaux comment il est possible qu'une même cause puisse
produire des effets qui, au premier abord, paraissent si
différents ; mais au lieu de demander la caractéristique
des maladies charbonneuses à la symptomatologie qui
sera cependant interprétée, il faut la chercher où Delafond

lui-même l'avait déjà placée, où les travaux de ces dernières annéees ont démontré péremptoirem'nt son existence, dans le sang, où elle se présente sous la forme du
filament végétal si bien décrit et étudié en 1860 par
Delafond. Nous prouverons par des faits que l'examen du
sang est le seul critérium des maladies charbonneuses,
que seule la présence de la bactéridie indique la maladie
d'une façon certaine et que là est le mot de l'énigme si
longtemps cherché.

Le charbon est donc la maladie de la bactéridie : *pas
de bactéridie dans le sang, pas de charbon*. Les symptômes présentés par les animaux morts d'affections diverses se rapprocheront plus ou moins de ceux de la
bactéridie ; ces maladies provoqueront des lésions identiques, le sang sera poisseux, incoagulé : peu importe : si la
bactéridie manque, la maladie n'est pas le charbon, il
faut la rejeter du cadre des affections charbonneuses ;
elle pourra prendre place à côté, dans les maladies infectieuses ou dans toute autre catégorie ; en tout cas, elle
devra être étudiée séparément.

Il est indispensable aujourd'hui de s'affranchir des
entraves du passé : les méthodes exactes conduisent à des
notions justes par lesquelles il est urgent de remplacer
les théories boiteuses et les idées préconçues d'autrefois.
Un caractère certain vaut mieux que tous les signes douteux, et lorsque le premier est constaté, les autres perdent
leur importance. C'est pourquoi nous disons que le diagnostic des maladies charbonneuses n'est absolument établi
que lorsqu'on a pratiqué l'examen microscopique du sang
et qu'on a reconnu la présence des végétaux que M. Davaine
a appelés *bactéridies*.

C'est en vain que l'on objectera que des maladies bien
et dûment charbonneuses inoculées à des animaux sains,
entraîneront la mort de ces derniers sans qu'il y ait trace
de bactéridies dans le sang. Le fait est vrai, mais il doit
recevoir une autre interprétation. Depuis que j'ai entre-
pris ces expériences sur la maladie charbonneuse, la
chose m'est arrivée comme à tous les autres expérimentateurs; mais bien loin d'en tirer la conclusion qui vient
d'être exposée, j'ai cherché les causes de cette apparente
exception.

J'ai observé le premier fait de mort sans bactéridies
dans les circonstances suivantes:

Du sang charbonneux provenant d'un mouton mort à
Gien, ainsi que des débris de rate et de la sérosité san-
guinolente d'une tumeur abdominale, furent inoculés à
trois lapins et à un mouton. Lorsque ces pièces arrivè-
rent au laboratoire, elles avaient déjà une légère odeur
putride. Voici les résultats que donnèrent les inoculations :

1° *Lapin n°* 1. Une piqûre à l'aine droite avec du sang
de la rate.

Mort 69 heures après l'inoculation. Le sang du cœur,
celui de la rate, montrent des quantités immenses de bactéridies.

2° *Lapin n°* 2. Piqûre à l'aine droite avec le sang de
la tumeur abdominale.

Cet animal reste bien portant, observé pendant huit
jours, il ne montre aucun sympmptôme ; pas d'infiltration
autour du point inoculé, il sert plus tard à d'autres expériences.

3° *Lapin n°* 3. Quatre piqûres, deux à chaque aine,

avec le liquide de l'abdomen et le sang de la jugulaire.

Mort en 40 heures environ. *Autopsie :* Infiltration d'une sérosité jaune rougeâtre dans le tissu conjonctif des deux aines. Cette sérosité, examinée au microscope, montre des corps géminés, très petits et nombreux, peu de granulations isolées, mobiles ; pas de bactéridies.

Peu de sérosité abdominale, mais elle est jaunâtre.

Liquide jaune rougeâtre dans le péricarde ; au micros cope, il montre les mêmes caractères que celui de l'aine ; les corps géminés sont beaucoup moins nombreux.

La rate n'a pas augmenté de volume, elle est cependant de couleur très foncée ; le sang qu'elle contient montre des granulations nombreuses, pour la plupart géminées.

Le cœur présente des caillots normaux, beaucoup de granulations.

4° *Mouton*. Quatre piqûres , une de chaque flacon.

Deux jours après, tristesse du sujet ; les piqûres ont produit des pustules assez volumineuses ; les jours suivants, les pustules augmentent de volume ; l'animal est toujours malade, mais cependant il ne meurt pas ; le sang examiné ne montre rien de particulier. Dix-huit jours après l'inoculation, le mouton est encore malade, mais les symptômes généraux sont moins accusés ; aux points d'inoculation il y a encore un peu d'infiltration.

J'ajoute que le sang renfermant des bactéridies du n° 1 fut inoculé à d'autres lapins, et que ceux-ci, au nombre de vingt-quatre dans cette première série d'expériences, montrèrent constamment les parasites en nombre immense.

Quant au sang du n° 3, il fut inoculé à deux autres

lapins aussitôt après la mort ; ces deux animaux ne parurent en éprouver aucune gêne.

Ainsi, sur quatre animaux inoculés avec des débris provenant d'un animal mort du sang de rate, un meurt du charbon, un autre n'éprouve rien, et deux autres, le mouton et le lapin n° 3 éprouvent des symptômes graves qui font succomber le lapin. Doit-on conclure de ces expériences que l'agent du charbon agit de façon différente ? Non, mais, faisant la part de la putréfaction qui déjà avait commencé, on doit se dire que les liquides étaient en partie altérés ; des bactéridies, qui avaient résisté à la putréfaction, ont pu développer le charbon ; chez le lapin n° 3 et chez le mouton, ce sont des substances septiques ou les produits de la putréfaction qui ont amené la maladie du mouton et même la mort du lapin. Il n'y a que cette explication de plausible.

D'autres faits m'ont démontré la nécessité de bien surveiller les expériences et la facilité avec laquelle on peut être induit en erreur sur ces différents points. A ce sujet, je rapporterai l'observation suivante :

Au mois d'avril 1878, pendant mes expériences sur le charbon, je cultivais également un vibrion qui cause une maladie très analogue à la septicémie. Après avoir fait l'autopsie d'un animal mort de cette affection, j'inoculai le charbon à un cobaye avec le scapel ayant servi à l'autopsie, non sans avoir pris toutefois la précaution de le laver. Le cobaye mourut beaucoup plus tôt qu'on n'aurait pu s'y attendre. A l'examen du sang des vaisseaux et de la rate, je ne trouvai qu'un très petit nombre de bactéridies ; mais en revanche, il y avait une quantité immense des microbes de la maladie que je cultivais parallèlement.

L'inoculation du sang du cobaye tua un lapin et je ne retrouvai plus de bactéridies dans le sang. Ainsi voilà un cas où un microbe s'est substitué à un autre de façon à supprimer complètement le premier. Ce microbe est d'ailleurs d'une petitesse extrême, il faut, pour ainsi dire, être prévenu de sa présence pour le reconnaître, et, dans les premières expériences, je ne l'aperçus moi-même qu'après plusieurs inoculations. A part la rapidité plus grande de la mort chez les animaux auxquels on l'inocule, les lésions et les caractères ne diffèrent pas notablement de ceux du charbon. Pour un expérimentateur peu défiant et non prévenu, il y avait là un fait pouvant passer pour une expérience concluante. Que l'on suppose un instant que le scapel ayant servi à l'inoculation eût été, à mon insu, en contact avec un liquide septique (et de semblables liquides peuvent exister partout où se produit de la putréfaction), j'aurais pu être complètement dérouté et j'en aurais conclu peut-être que ce n'est point la bactéridie qui fait mourir dans le charbon, puisqu'un grand nombre d'autres lapins succombèrent aux inoculations faites ultérieurement avec la maladie septique.

Il faut donc se défier de ces conclusions prématurées qui ne sont pas le résultat d'une expérimentation entourée des précautions les plus minutieuses.

Mais on peut instituer des expériences bien plus concluantes encore. Si l'on vient à mélanger à du sang charbonneux une très petite quantité de sang septicémique ou de choléra des poules, et qu'on l'inocule à un lapin et à un mouton, les deux animaux mourront, l'un, le lapin, de la septicémie ou du choléra ; l'autre, le mouton, du charbon. A l'autopsie du lapin, on ne trouvera que de très rares bactéridies au point d'inoculation ou dans le ganglion le plus rapproché, et des quantités immenses de granulations simples ou géminées dans le sang ; à la deuxième inoculation, toutes les bactéridies auront disparu ; chez le mouton on aura les bactéridies dans le sang en nombre aussi considérable que dans les cas d'inoculation simple du charbon, et ce sang, reporté sur le lapin, lui donnera le charbon pur. Les granulations du sang septicémique sont restées sur le lieu d'inoculation ; elles s'y sont multipliées, et c'est le seul point du corps dont les produits inoculés au lapin reproduisent la septicémie.

Des faits analogues ont pu se montrer dans les expériences qui ont été faites sur la maladie charbonneuse et passer inaperçus tout en donnant lieu à des conclusions erronées. En effet, le sang d'un animal victime du charbon se putréfie quelques jours après la mort et acquiert des propriétés septiques. Au moment où le vibrion de la septicémie apparaît, les bactéridies sont encore actives et, suivant que l'animal sur lequel ce sang aura été transporté sera plus apte à contracter l'une ou l'autre des deux affections, on verra se développer la septicémie ou le charbon.

V

ANATOMIE ET PHYSIOLOGIE PATHOLOGIQUES

Les auteurs qui, jusqu'à ce jour, ont étudié l'anatomie pathologique du charbon ont généralement réuni en une seule description les lésions que l'on trouve à l'autopsie sur les différentes espèces ; or, c'est là, à mon avis, une erreur considérable et qui a été la cause première de la confusion qui règne encore parmi les cliniciens relativement au diagnostic. Lorsqu'on compare ces lésions sur le cheval, le bœuf et le mouton, les trois espèces qui sont habituellement atteintes par le charbon dit spontané, rien n'est plus différent que les désordres que l'on peut constater à l'autopsie. Si l'on compare ensuite les lésions de ces animaux avec celles qui se rencontrent sur les sujets d'expérience, on trouve encore des différences notables, mais cependant beaucoup moins accusées que celles qui ont été signalées après un examen trop superficiel. On verra, en effet, que l'on peut reproduire exactement les désordres observés sur les animaux morts dans les troupeaux, et cela au point que les hommes les plus exercés ne pourraient les distinguer.

Ce chapitre sera divisé en plusieurs paragraphes com
prenant l'étude des lésions chez les divers sujets d'expé -
riences, et chez les animaux morts spontanément.

Ces animaux comprennent plusieurs espèces : le lapin,
le cobaye, le mouton, le cheval, l'âne, le chien.

Lapin et cobaye. — On peut réunir ces deux espèces
dans une seule étude, car leurs lésions sont exactement
identiques. Mais avant d'aborder cet examen il est utile
de faire justice des erreurs que l'on a souvent commises
sur l'interprétation à donner aux résultats obtenus sur
ces animaux. Les personnes étrangères aux sciences
expérimentales et surtout peu au courant des lois de la
physiologie comparée, ont souvent prétendu que les inoculations aux rongeurs ne pouvaient avoir aucune signification. Pour elles, les expériences, dans ce cas, ne prouvent que pour l'espèce d'animaux sur lesquelles elles ont
été pratiquées. Le lapin, dit-on encore communément,
meurt de toutes les inoculations. Il est temps que ces pré -
jugés disparaissent. Parce que les rongeurs sont extrème-
ment sensibles, en résulte-t-il qu'il faille les abandonner?
Les chimistes sont heureux lorsqu'ils ont découvert
un réactif qui leur permet de déceler les traces d'une
matière ; de là les nombreuses applications et les découvertes extrêmement fécondes que l'on fait chaque jour
avec le spectroscope, avec les liqueurs titrées. Nous pos-
sédons en pathologie comparée un réactif que je compare-

rai à ces solutions ou à ces instruments délicats, c'est le
lapin, surtout lorsqu'il s'agit de maladies septiques. Bien
loin de mourir de tout, comme le disent ceux qui n'ont
pas examiné avec attention, le lapin résiste très bien à
toutes les injections non septiques, surtout s'il a été
nourri à l'avoine, comme le sont tous les sujets d'expériences qui ont servi à ce travail. Au lieu de l'abandonner,
je prétends au contraire qu'il est d'une utilité extrême,
et qu'il peut mettre sur la voie de découvertes fécondes,
en raison précisément de sa grande sensibilité.

Quant à conclure directement du lapin aux autres
animaux, on ne doit pas le faire sans certaines réserves.
Une substance septique qui tue un lapin devra certainement produire des désordres plus ou moins graves sur les
autres animaux, et surtout sur ceux qui sont soumis au
même régime. Mais on ne doit cependant pas transpor-
ter toutes les conséquences d'un animal à l'autre ; des
expériences comparatives sont nécessaires pour juger la
question. Si la quantité de substance septique qui tue un
lapin ne tue pas toujours un cheval, on a cependant de
grandes chances d'arriver à ce résultat en augmentant
suffisamment les doses. Quoi qu'il en soit, il faut être
bien persuadé que les différences que l'on observe entre
les espèces ou entre les animaux d'une même espèce placés dans des conditions différentes, ne tiennent pas à des
rapports de *qualité*, mais bien à des *quantités*.

Les lésions produites par l'inoculation du charbon au
lapin et au cobaye sont locales ou générales, mais elles
portent toujours sur le système circulatoire sanguin ou
lymphatique ; j'ai pu m'assurer de ce fait par plus de
deux cent cinquante expériences.

Lorsque l'inoculation a été faite avec des spores ou avec une matière non colorée, s'il n'y a pas eu de ruptures vasculaires, et surtout si la piqûre a été capillaire, comme celle que l'on fait avec une seringue Pravaz, le plus souvent, au moment de la mort, la cicatrisation de la peau est complète. Une plaie plus étendue, comme celle que l'on fait avec un scalpel ou une lancette, a aussi une grande tendance à se cicatriser et ne se transforme jamais en pustule, comme cela arrive chez l'homme. Autour du point d'inoculation et dans le tissu conjonctif qui s'étend de ce point jusqu'aux ganglions lymphatiques, se trouve un œdème plus ou moins abondant, œdème clair, formé de lymphe transparente où l'examen au microscope fait voir de rares globules purulents et des bactéridies un peu plus longues habituellement que celles du sang.

Les ganglions lymphatiques qui reçoivent les vaisseaux du point inoculé sont toujours tuméfiés, souvent marbrés de taches sanguines, extrêmement friables ; quelquefois même ils prennent l'aspect d'un kyste rempli d'une sérosité dans laquelle les bactéridies sont en nombre immense. Non seulement les tissus sont remplis par les parasites, mais les follicules en sont farcis, et cela au point que la structure n'est plus reconnaissable. On ne retrouve là qu'un feutrage extrêmement délicat formé par les amas de bactéridies qui affectent toutes les directions. Si d'autres ganglions se trouvent placés sur le trajet des vaisseaux efférents du premier ganglion, tous ces organes montrent le même aspect. Chez les lapins on ne rencontre jamais que ces ganglions atteints, tous les autres sont indemnes, les seules bactéridies qu'on y puisse constater sont renfermées dans les vaisseaux sanguins

de l'organe. Si l'inoculation a eu lieu à l'oreille, on rencontre habituellement les altérations dans le ganglion pa-
rotidien, dans un autre ganglion situé dans l'angle formé
par la réunion de la maxillaire externe et de la jugulaire,
et que j'appelle ganglion jugulaire, et enfin dans quelques ganglions prépectoraux.

Les lésions du système sanguin et surtout des capillaires sont extrêmement intéressantes.

Immédiatement après la mort, les vaisseaux artériels
sont affaissés, vides ; les veines sont, au contraire, très
distendues. Tout le sang se trouve dans le système
à sang noir. A peine trouve-t-on un très petit caillot
dans le cœur gauche. Le ventricule et l'oreillette droite
sont très distendus par le sang, et les veines s'aperçoi-
vent jusqu'aux plus petites ramifications.

Le sang des vaisseaux est noir, coagulé ; son aspect,
cependant, ne diffère pas notablement de celui qu'il aurait
chez un animal asphyxié ou tué par un coup sur la nuque.
Les caillots rougissent facilement par leur exposition à
l'air, mais dans une couche superficielle. Examiné au
microscope, le sang montre une proportion considérable
de globules blancs, et toujours une grande tendance à
l'agglutination des globules rouges, en réseaux ou îlots.

En portant l'attention sur les capillaires on constate
des lésions extrêmement remarquables, surtout si l'on
observe *in situ* dans les organes transparents, les membranes telles que l'épiploon ou le mésentère. On voit
alors que les petits vaisseaux sont remplis, obstrués par
des amas de bactéridies qui peuvent affecter toutes les
directions, mais qui, en général, sont parallèles au grand
axe du vaisseau. Dans les points où les capillaires s'anas-

tomosent, elles se croisent en formant des hachures élé-
gantes. Souvent ces oblitérations ne laissent apercevoir
aucun globule sanguin au milieu des bactéridies, ce qui
prouve qu'elles se sont formées pendant la vie. Dans d'autres capillaires les bactéridies sont moins entassées, plus
courtes et mélangées à quelques globules. Ces lésions se
voient immédiatement après la mort et même avant, sur
des sujets tués une heure et demie avant le moment où
la mort par le charbon serait survenue. Les embolies
bactéridiennes existent chez les animaux qu'on a sacrifiés
par hémorrhagie, en sectionnant la pointe du cœur, procédé que j'emploie très souvent lorsque je veux obtenir
la presque totalité du sang des animaux (voy. pl. II et III).

Les artérioles renferment souvent des bactéridies en
paquets alternant avec des amas de globules. Il n'est pas
rare de voir, derrière un de ces paquets qui est venu se
butter contre un capillaire trop étroit, un amas de globules sanguins plus ou moins considérable arrêté par cet
espèce de bouchon.

. Les veinules correspondant aux points complètement
oblitérés ne renferment que de rares globules et des bactéridies en petit nombre. Si quelques capillaires sont encore perméables, et cela arrive surtout pour ceux qui sont
courts ou rectilignes, ou qui se trouvent dans l'axe d'une
artère; on voit, à partir du point où ils s'ouvrent dans la
veine, les globules s'amasser dans les vaisseaux veineux,
en laissant en amont de larges espaces vides de globules.

Dans les veines plus volumineuses, de 0,50 à 2 millimètres, on retrouve des désordres tout aussi saillants et
de même nature; les bactéridies, arrivant par les affluents
de ces vaisseaux, forment des traînées où les bâtonnets

sont parallèles entre eux et dirigés dans le cours du sang. Ces traînées, étroites dans les vaisseaux de moyen calibre, s'unissent entre elles et constituent des colonnes compactes plus volumineuses dans les vaisseaux de un à deux millimètres. En certains points les bactéridies se sont accumulées de manière à former un véritable bouchon ovoïde plus ou moins complet, duquel part, en aval, une traînée ou colonne d'un diamètre plus considérable qu'en amont. Souvent ces amas sont visibles à l'œil nu sous la forme d'un point grisâtre qui interrompt la ligne rouge des globules. Les traînées ont été formées par le courant sanguin. On les voit, en effet, occuper la situation médiane ou l'axe du vaisseau lorsque celui-ci est rectiligne, et toucher la paroi du côté des concavités dans les vaisseaux flexueux. (Voy. pl. III, fig. 2.)

Dans l'épaisseur de ces traînées on ne rencontre que les bactéridies ; les globules sanguins ne se laissent que difficilement emprisonner dans leur intérieur ; aussi apparaissent-elles comme de larges lignes blanches bordées de chaque côté par des traînées rouges de globules.

Dans les vaisseaux dont le diamètre dépasse 2 millim., on trouve bien encore après la mort, des amas bactéridiens presque purs de globules, mais il est difficile de dire s'il en était ainsi pendant la vie. Les caillots renferment une grande quantité de ces amas qui paraissent clairs sous le microscope et qu'il est difficile de distinguer des caillots fibrineux. On peut donc dire que les bactéridies ont une certaine tendance à s'agglutiner, et cela non seulement dans les veinules, mais aussi dans les artérioles où l'on voit souvent, en étudiant la circulation chez un animal charbonneux, des espaces blancs interrompant la

colonne sanguine et renfermant un paquet de bactéridies. Ceci, néanmoins, n'arrive que dans les derniers moments de la vie, lorsque la circulation est notablement
ralentie et les bâtonnets très nombreux.

Les oblitérations de l'épiploon sont les plus faciles à
constater (pl. II, fig. 1), mais les vaisseaux capillaires des
autres parties du corps présentent les mêmes lésions. J'ai
examiné très attentivement les capillaires du cerveau, de
la rétine et de la choroïde, ceux du poumon, et partout
j'ai constaté ces embolies dans le plus grand nombre des
vaisseaux.

Dans les villosités intestinales, ce sont surtout les vaisseaux de la base qui sont oblitérés, le sang est resté
comme emprisonné au sommet de la villosité, ce qui lui
donne l'aspect injecté. A la base, les bactéridies sont en
nombre tellement considérable que souvent on n'y rencontre aucun globule (pl. III, fig. 1.)

Les capillaires très fins du cerveau en sont également remplis; la circulation doit y être extrêmement difficile et c'est probablement à cette cause qu'il faut attribuer le coma profond dans lequel se trouvent plongés, à
leurs derniers moments, les lapins malades du charbon
(pl. II, fig. 2). Les capillaires, et même les vaisseaux
volumineux des plexus choroïdes, sont toujours remplis
de bactéridies.

Dans les vaisseaux de l'œil, si faciles à observer sur
les lapins albinos, on rencontre toujours d'immenses
quantités du parasite.

Mais les lésions les plus importantes se voient dans le
poumon.

A l'ouverture de la cavité thoracique, cet organe s'affaisse incomplètement. Un grand nombre de points sont emphysémateux, et la comparaison du poumon avec celui d'un animal étranglé ou assommé, fait constater pour le poumon de l'animal charbonneux un plus grand poids spécifique, malgré les points emphysémateux. Les vésicules et les bronches sont remplies de spumosités qui obstruent complètement la trachée lorsque le poumon est revenu sur lui-même. Enfin, la couleur du poumon charbonneux est grisâtre, celle du poumon sain d'un rose uniforme.

Un fragment de poumon charbonneux ne laisse constater qu'un petit nombre de globules sanguins. A première vue on n'aperçoit tout d'abord qu'un feutrage de bactéridies (pl. II, fig. 3). En examinant quelques alvéoles non comprimées, on parvient à isoler un plan de vaisseaux dont les limites sont indiquées par les bactéridies qui les remplissent. Il y a une véritable injection de ces bâtonnets, qui affectent toutes les directions et donnent au réseau capillaire un aspect particulier que je ne puis mieux comparer qu'à un dessin de hachures affectant toutes les directions et faites avec la pointe d'un crayon taillé finement.

Lésions chez le mouton. — Elles ne diffèrent pas notablement de celles qu'on observe chez le lapin. Au point d'inoculation, les mêmes phénomènes se produisent : tumeur œdémateuse s'étendant jusqu'au ganglion le plus proche, inflammation de celui-ci, augmentation considérable de volume, souvent hémorrhagies. Quant aux lésions du système vasculaire, elles sont aussi les mêmes ; néanmoins nous devons signaler dans quelques cas des ruptures vasculaires pouvant siéger dans différents organes ;

c'est ainsi que l'on rencontre souvent des suffusions sanguines ou de petites hémorrhagies dans diverses parties
de l'intestin ; l'hématurie, qui s'observe assez fréquemment
chez ces animaux, nous indique également qu'il a dû
se produire des ruptures dans la couche corticale du rein.
Lorsque l'autopsie est faite immédiatement après la mort,
on ne rencontre jamais les lésions si graves décrites par
la plupart des auteurs, c'est-à-dire le développement des
gaz dans le tissu conjonctif, le sang noir, spumeux, la
couleur noire des tissus et le ballonnement des organes
de la cavité abdominale. Ces altérations, sur le compte
desquelles nous reviendrons plus loin, ne se montrent
qu'un certain nombre d'heures après la mort. Au contraire, lorsque l'examen a été fait rapidement, on constate
tate que les tissus sont restés blancs, quoique les veines
soient toujours fortement remplies; on ne trouve ni infiltration ni gaz. L'épiploon est très peu injecté ; souvent la
rate n'a pas notablement augmenté de volume, les poumons sont rosés, quelquefois presque exsangues ; le sang,
d'une couleur noire partout, rougit facilement à l'air,
mais néanmoins, dans une couche tout à fait superficielle,
il se prend facilement en caillots, et même on rencontre
toujours dans les vaisseaux des caillots blancs renfermant
d'immenses quantités de bactéridies ; ce n'est qu'au bout de
dix à vingt quatre heures, suivant la température, que
l'on voit survenir le commencement de putréfaction indiqué par plusieurs auteurs comme caractéristique des
premiers moments qui suivent la mort par le charbon. Les
lésions de la rate qui ont fait donner à cette maladie le nom
qu'elle porte encore aujourd'hui, n'existent pas dans tous
les cas; une fois sur huit au moins, la rate n'est nullement

hypertrophiée ni ramollie, et quoique le sang qu'elle renferme décèle des quantités énormes du parasite, elle paraît
n'avoir subi aucune altération dans sa forme et sa structure.

Cheval et âne. — Nous avons encore à constater ici,
au point d'inoculation et dans les ganglions les plus rapprochés, les mêmes lésions que chez le mouton et le lapin; mais les désordres des organes internes sont beaucoup plus graves; on rencontre, en effet, des ruptures
vasculaires dans la plupart des tissus et surtout dans le
tissu conjonctif. Dans beaucoup de points aussi se voient
des œdèmes renfermant des bactéridies longues, articulées, et cela surtout autour des ganglions lymphatiques;
on les rencontre aux aines, aux aisselles, autour des ganglions sous-lombaires, à la surface du côlon et sur presque tout le trajet des ganglions intestinaux; les ruptures
vasculaires sont fréquentes dans les parois de l'intestin
et sous le péritoine pariétal. Les hémorrhagies qui en résultent s'étendent en surface et occupent souvent plusieurs
décimètres carrés; on en trouve aussi dans les parois du
cœur, soit sous la séreuse du péricarde, soit sous l'endocarde. Ces différentes ruptures entraînent des péritonites,
pleurites, péricardites suraiguës s'accompagnant de douleurs colliquatives plus ou moins violentes. La plupart des
ganglions lymphatiques ont augmenté de volume et sont
rouges, infiltrés, souvent ecchymotiques. Ces lésions ganglionnaires sont dues, sans aucun doute, aux nombreuses
ruptures vasculaires qui se sont produites dans les derniers temps de la vie et qui ont agi comme de véritables
inoculations profondes.

Quant au sang du cheval charbonneux, il présente des

caractères très nets, bien décrits par la plupart des pathologistes, qui ont peut-être un peu trop généralisé aux autres animaux ce qu'ils avaient rencontré chez le cheval. C'est, en effet, chez cet animal, mais chez lui seul, que l'on trouve cet état poisseux du sang, cette coloration noire, cette perte de la coagulabilité, ce développement rapide des gaz dans l'intérieur des vaisseaux et cette sorte de couche graisseuse qui vient flotter à la surface des amas sanguins. Il est rare de rencontrer, même dans les gros vaisseaux et le cœur, un caillot de la grosseur d'un œuf; cependant on a exagéré la persistance de la coloration noire, le sang exposé à l'air ne tarde pas à prendre une belle coloration rouge.

Si l'autopsie a eu lieu quelques heures seulement après la mort, les gaz se sont développés en grande quantité, et les muscles, surtout ceux de la région sous-lombaire et de la partie supérieure des membres postérieurs, sont devenus extrêmement friables. Quoique ces lésions se montrent très rapidement chez les chevaux sains tués par section de la moelle, et chez lesquels toute la masse du sang est restée dans les vaisseaux, il convient cependant d'en attribuer une partie à l'effet produit par le charbon. J'ai sectionné dans un cas, par enlèvement du cœur, tous les vaisseaux de la cavité thoracique, immédiatement après la mort, de telle sorte que l'hémorrhagie s'étant produite à peu près complète, les muscles étaient exsangues, et leur examen, fait vingt heures après la mort, me les a montrés avec leur consistance habituelle, sans trace de ramollissement.

Les désordres que l'on trouve sur l'âne après la mort ne diffèrent pas notablement, comme situation, de ceux

que nous venons de signaler pour le cheval; mais les lésions ganglionnaires, de même que celles des plèvres, du
péritoine et du tissu conjonctif de l'intestin, étaient beaucoup plus accusées encore que chez le cheval; souvent le
poumon est congestionné. Mais ohez l'un et l'autre animal
on rencontre toujours dans l'épiploon, dans le poumon et
tous les fins capillaires, des obstructions bactéridiennes
au moins aussi complètes que chez le lapin.

Chien. — J'ai cherché plusieurs fois à provoquer le
charbon chez le chien, par simple piqûre ou par injection
du sang charbonneux dans le tissu conjonctif; jusqu'à
présent je n'ai pas réussi. Dans deux cas, l'injection sous-
cutanée de sang frais a provoqué le développement de
tumeurs volumineuses qui ne tardaient pas à se transformer en abcès; les ganglions correspondants étaient
toujours très tuméfiés, très douloureux. Dans l'un de ces
cas, l'ouverture de l'abcès donna écoulement à une certaine quantité de pus. L'animal, qui jusque-là était resté
malade, couché, et dont la température s'était considérablement augmentée, revint à son état normal. Dans un
autre cas, l'injection, provoqua un œdème considérable
avec tumeurs énormes des ganglions; un abcès se forma
mais ne fut pas ouvert. L'animal mourut, et à l'autopsie
on ne rencontra pas de bactéridies dans le sang; l'injection au lapin ne provoqua pas la maladie charbonneuse.

MM. Jolyet et Regnard[1] ont pu inoculer à un chien du
sang provenant d'un homme mort d'une forme de charbon
qui me paraît être la fièvre charbonneuse. L'animal mourut
avec une grande quantité de bactéridies dans le sang.

[1] *Société de biologie*, mars 1878.

Porc. — D'après plusieurs auteurs, le porc contracte-
rait spontanément la maladie charbonneuse. J'ai essayé,
dans une dizaine de cas, des inoculations à cet animal;
mais les lésions provoquées de cette façon sont toujours
restées locales. Au point inoculé, on constate une pustule, et toujours un engorgement considérable des ganglions, surtout lorsque les piqûres ont été faites à l'aine.
Les pustules enlevées et examinées au microscope, on
trouve dans leur intérieur un certain nombre de bactéridies ; l'inoculation de leur sérosité n'a provoqué aucun
phénomène sur les lapins; ces bactéridies étaient donc
mortes. Les porcs tués plusieurs semaines après l'inoculation ont présenté des abcès volumineux des ganglions
dans lesquels le pus, très concret, commençait à passer à
l'état crétacé.

*Effets produits par l'injection des bactéridies dans
le système circulatoire.* — Ces injections ont été pratiquées sur toutes les espèces qui viennent d'être nommées.

Chez le lapin, elles ont toujours entraîné la mort dans
un espace de temps très court , quelquefois en trois à
quatre heures, suivant la quantité de parasites injectés.

Sur le mouton, le cheval et l'âne, on constate également
ment que la mort survient plus rapidement que dans le
cas d'inoculation, et on observe les mêmes désordres avec
cette différence toutefois que les lésions locales produites
par l'inoculation manquent complètement. Les animaux
qui ne présentent pas de ruptures vasculaires ne présentent de bactéridies dans aucun ganglion ni dans aucune
partie du tissu conjonctif. Si la piqûre de la veine a été
faite sans déchirure, elle est très vite cicatrisée, et on

n'observe aucun phénomène local; les bactéridies se sont donc localisées dans le système circulatoire sanguin et n'en sont pas sorties. Quant aux espèces chez lesquelles les ruptures vasculaires sont fréquentes, telles que le cheval et l'âne, les lésions générales ne diffèrent pas de celles qui succèdent au charbon inoculé à la lancette.

C'est par l'injection de sang charbonneux dans la veine saphène seulement que j'ai pu amener la mort du chien. Dans deux cas, la mort des animaux est survenue en soixante heures après injection de 1500 millimètres cubes, et en cent quatorze heures après injection de 750 millimètres cubes. Le sang injecté renfermait autant de bactéridies que de globules. Les lésions ont été identiques dans les deux expériences : peu de bactéridies dans le sang, mais altérations graves des séreuses et du cœur. Suffusions sanguines sous l'endocarde et sous la séreuse du péricarde, péricardite aiguë avec nombreux globules rouges et longues bactéridies articulées dans la sérosité. Les suffusions sanguines cardiaques ont déterminé une dégénérescence graisseuse d'un grand nombre de fibres musculaires du cœur. On peut évaluer au cinquième des fibres du cœur celles qui sont ainsi dégénérées.

B. ANIMAUX RÉFRACTAIRES AU CHARBON. — ACTION PHLOGOGÈNE DES BACTÉRIDIES

On a déjà vu, par les expériences relatées plus haut, que tous les animaux ne succombent pas à l'injection intravasculaire ou à l'inoculation de sang chargé de bactéridies ou de liquides de cultures remplis de spores. Les animaux réfractaires sur lesquels ont porté ces expériences appartiennent aux espèces de l'âne, du chien et du porc ; une brebis vieille même a résisté à deux inoculations successives faites avec des parasites très actifs. Ces résultats négatifs ont néanmoins une grande importance en ce qu'ils permettent d'étudier certains effets inflammatoires purs, causés par les bactéridies et dont la connaissance nous sera d'un grand secours dans l'interprétation des lésions que l'anatomie pathologique nous a permis de constater sur les différentes espèces.

Disons d'abord que chez les animaux réfractaires les injections intravasculaires de sang charbonneux ne donnent lieu à aucun phénomène, à la seule condition qu'il soit frais, c'est-à-dire qu'il soit pris sur un animal qui va mourir et injecté immédiatement, ou défibriné pour éviter la coagulation.

Mais il n'en est pas de même des inoculations ou des injections faites dans le tissu conjonctif sous-cutané. Ici on observe toujours des effets locaux qui s'accompagnent de symptômes généraux plus ou moins graves, ainsi que le démontrent les expériences suivantes.

Le 11 février 1878 je fais à un âne vieux, mais très vigoureux, à la face interne de la jambe, une injection avec la seringue Pravaz, de trois gouttes de sang pris dans le cœur d'une brebis morte la veille. L'examen microscopique laisse voir les globules intacts et un grand nombre de bactéridies. L'âne avait à ce moment 9 respirations, 44 pulsations, température 37°,8.

Le 12, l'animal a bien mangé. Au lieu d'inoculation, on constate une légère tuméfaction, douloureuse au tou-

cher, mais sans traînée lymphatique. 10 respirations, 49
pulsations, température 39 .

Le 13 au matin, l'animal est couché, triste, très affaissé,
présente des frissons intenses ; il n'a que 8 respirations,
mais le nombre des pulsations est monté à 70. Ces pulsations sont intermittentes, souvent redoublées ; sa température est à 40°,1. La tumeur a pris du développement
et devient très chaude et douloureuse. Le sang est examiné : les globules sont amassés en îlots très compactes, les
lacs de sérum montrent une très grande quantité de globules blancs (dix à quinze pour cent rouges) et de très
nombreuses granulations claires. Ces symptômes, qui
s'exagèrent encore dans la soirée du 13, s'amendent considérablement pendant la nuit, et le 14 l'animal est
mieux et cherche à manger ; la respiration est toujours
la même, mais le nombre des pulsations est descendu à
50, et la température à 38°,9. Le sang renferme beaucoup moins de globules blancs et de granulations. On ne
trouve pas trace de bactéridies.

Le 15 il y a une sorte de nouvel accès de fièvre, l'animal est plus triste, il a un frisson intense. 8 respirations,
58 pulsations, 38°,7. Les globules blancs et les granulations ont reparu en grande quantité dans le sang ; mais
le 16 tous les symptômes graves ont disparu, l'animal
peut être considéré comme en voie de guérison. Le 20,
l'animal est guéri, la tumeur a diminué de volume, elle
est molle, elle me paraît fluctuante ; mais un coup de
bistouri ne donne écoulement qu'à du sang : il n'y a pas
de pus.

Pendant la durée de l'accès du 13, et pour m'assurer
si des bactéridies ont pénétré dans le sang, je fais des ino-

culations à un lapin et à une brebis, mais ces animaux n'en ont ressenti aucun effet. Je puis donc conclure que les phénomènes constatés sont bien le résultat de l'inflammation locale provoquée par la présence des bactéridies du sang injecté.

Le 4 du mois de mars, une nouvelle injection est faite à cet animal sur le côté droit du cou avec 20 gouttes de liquide du péritoine d'un lapin renfermant une immense quantité de bactéridies longues et articulées. Le lendemain et les jours suivants, il se forme une tumeur diffuse, chaude et douloureuse à la palpation; la température monte de deux degrés; puis, les jours suivants, la tumeur se circonscrit, elle forme un abcès bien limité qu'on ouvre le 11, et d'où il sort un pus concret, de bonne nature, exhalant seulement une légère odeur rance, mais ne renfermant ni bactéridies ni vibrions. Le liquide qui avait servi à cette injection était cependant extrêmement actif, puisqu'il a suffi d'un dixième de goutte pour tuer une brebis en quatre jours avec tous les caractères du charbon.

Le 18 mars, une nouvelle injection, faite cette fois avec un liquide de culture formé de sérum du sang de bœuf, et rempli de paquets de bactéridies et de spores, provoque le développement des mêmes phénomènes.

Un chien et un porcelet inoculés comparativement avec le même liquide ont présenté les mêmes effets. Le chien, inoculé à la jambe, montre un œdème volumineux et douloureux qui descend jusqu'au tarse; l'animal reste pendant deux jours sans poser le pied à terre. L'œdème disparaît dans les jours suivants par résorption.

L'âne a supporté également sans présenter aucun phé-

nomène l'injection dans la veine angulaire de l'œil, de
un centimètre cube et demi de sang pris sur un lapin qui
allait mourir du charbon. Le nombre des bactéridies
injectées par cette opération était de sept à huit milliards.

Nous avons déjà parlé des phénomènes locaux que l'on
provoque sur le porc, pustules et abcès des ganglions
(voy. p. 82).

L'action phlogogène est, chez le porc, extrêmement
nette, surtout en ce qui concerne les ganglions, qui sont
le siège d'une tuméfaction très prononcée, laquelle se ter-
mine par un abcès.

Les chiens réfractaires présentent des phénomènes tout
à fait identiques et qui ont été rendus plus apparents par
l'injection comparative de sang sain. Voici sous ce rapport des expériences très probantes :

26 février 1878. Un lapin inoculé de la veille est déjà
plongé dans le coma qui précède de très près la mort. Son
sang renferme autant de bactéridies que de globules
rouges. La veine jugulaire est mise à nu et on en retire
350 millimètres cubes de sang que l'on injecte sous la
peau de la face interne de la cuisse gauche d'une chienne
de berger très vigoureuse; puis on fait une autre injection
au même endroit de la cuisse droite et avec la même
quantité de sang recueilli dans la veine jugulaire d'un
lapin sain.

Le 27 février, on a peine à retrouver sur la cuisse
droite la trace de l'injection ; la peau est absolument sou-
ple, non épaissie; pas d'œdème ni d'inflammation ganglion-
naire ; c'est à peine si une légère coloration rougeâtre
(visible par transparence) décèle le lieu de l'injection.

La cuisse gauche présente une tuméfaction diffuse,

œdémateuse, remontant jusqu'à l'aine, avec peau rouge enflammée et épaissie ; le ganglion inguinal est volumineux, adhérent ; toutes ces parties sont chaudes, douloureuses.

Le 28, l'engorgement est plus considérable que la veille, le ganglion a encore augmenté de volume ; l'animal écarte le membre et ne le pose pas à terre. Les jours suivants, les lésions se maintiennent, puis l'œdème, l'adénite disparaissent sans suppuration en 7 à 8 jours.

Le sang du lapin qui a servi à l'expérience précédente est ensuite recueilli, défibriné et passé sur quatre filtres. On trouve, dans le produit de la filtration, de très rares bactéridies, mais pas de globules sanguins. On fait alors à un chien deux injections sous la peau des aisselles. Du côté gauche, on injecte le résidu resté sur le filtre et du côté droit le liquide filtré.

Le lendemain, le côté droit ne présente qu'un petit nodule qui diminue rapidement et disparaît en trois ou quatre jours.

Du côté gauche, on trouve un empâtement œdémateux de la largeur de la paume de la main, douloureux, occasionnant des démangeaisons vives, car l'animal, en se grattant avec sa patte de derrière, s'est déjà excorié l'olécrâne ; dans les jours qui suivirent, l'œdème diminua et se résorba sans former d'abcès.

Deux lapins inoculés avec le sang filtré et non filtré sont morts en un à deux jours.

Mais ces lésions locales peuvent être dans certains cas beaucoup plus accentuées encore.

Un chien braque auquel on avait fait une injection sous-cutanée avec le sang frais d'un chien mort du char-

bon et renfermant cependant un petit nombre de bactéridies, présente, après 24 heures, des phénomènes extrêmement graves. Il reste couché, l'aine est injectée et tuméfiée, le ganglion énorme, douloureux, la température
monte à 42°. Il reste deux jours à peu près dans le même
état, puis un abcès se forme et s'ouvre spontanément ;
l'animal guérit.

Un autre chien reçoit, dans le tissu sous-cutané de la
jambe, vingt gouttes de sang frais provenant d'un lapin.
Le lendemain, la température est à 42° ; l'animal, malade, très triste, est couché, l'aine fortement tuméfiée,
rouge par plaques, les ganglions sont durs, énormes,
adhérents ; le sang examiné montre des globules agglutinés, visqueux et un grand nombre de granulations ;
pas de bactéridies.

Le surlendemain, l'état du sujet a empiré, la tuméfaction de la cuisse et des ganglions a augmenté.
Le troisième jour, l'inflammation est plus considérable
encore ; la température est à 42°,5. En un point de la
largeur d'une pièce de 1 franc, on remarque une coloration violacée qui laisse suinter une sérosité limpide, le
pourtour en est rouge foncé, le reste de l'œdème est
blanc laiteux ; quelques phlyctènes sur la tumeur; c'est
de toutes les lésions que j'ai obtenues celle qui se rap-
proche le plus de la pustule maligne de l'homme. Pas de
bactéridies ni dans la sérosité ni dans le sang, globules
extrêmement visqueux, en îlots. Enfin l'animal meurt le
quatrième jour au matin. Au point d'injection on trouve
un abcès rempli de pus grisâtre, mais sans odeur, ganglions très tuméfiés, rien de particulier dans le sang.

Quatre lapins inoculés, deux la veille de la mort avec le

sang et la sérosité de l'œdème, deux autres après la mort avec les mêmes substances, n'ont rien présenté de particulier.

Je signalerai enfin le cas très curieux d'une brebis vieille qui reçut deux fois du sang charbonneux à la face interne de la jambe, qui montra des phénomènes locaux très graves, de la fièvre, mais qui cependant ne mourut pas du charbon. Pendant plusieurs jours, elle marcha à trois pattes tenant le membre inoculé en l'air et présentant un très fort engorgement des ganglions. Cet animal se rétablit complètement; c'est le seul individu de l'espèce ovine que j'aie trouvé réfractaire au charbon.

Toutes ces expériences nous démontrent que le sang charbonneux jouit de propriétés phlogogènes très nettes. Ces propriétés tiennent évidemment et uniquement aux bactéridies; elles résultent fort probablement de la présence d'une matière soluble sécrétée ou excrétée par ces organismes, matière qui existe déjà dans le sang longtemps avant la mort et qui semble augmenter dans les heures qui suivent. En effet, les faits que nous venons de rapporter nous montrent :

1° Que le sang provoque des inflammations locales ou des abcès graves lorsqu'il est injecté frais (Cas des chiens et surtout du dernier) ;

2° Que ce sang filtré développe encore quelques phénomènes lorsqu'il est injecté, ce que l'on peut attribuer à la portion de matière phlogogène dissoute qui a passé avec le filtre ;

3° Que le sang qui renferme les bactéridies (sang resté sur le filtre) est beaucoup plus actif, probablement parce que incessamment de nouvelles quantités du produit inflammatoire sont versées sur la plaie ;

4° Que le sang frais tiré d'un animal sain ne provoque aucun phénomène ni local ni général ;

5° Que le sang qui est resté en contact pendant vingt heures avec les bactéridies a acquis des propriétés inflammatoires très énergiques (expérience de l'âne) sans qu'il s'y soit développé d'autres vibrions ;

6° Enfin que le sang charbonneux du chien, quoique ne renfermant qu'un petit nombre de parasites, jouit cependant de propriétés phlogogènes intenses.

Effets chimiques produits par les bactéridies. — Les bactéridies sont des êtres aérobies, c'est ce qui résulte des expériences très nettes de MM. Koch et Pasteur. La présence exclusive de l'acide carbonique les tue en peu de temps ; elles ont besoin d'oxygène pour vivre, ainsi que le démontrent toutes les expériences ; elles ne peuvent donc vivre et croître dans le sang qu'à la condition d'emprunter à ce liquide l'oxygène dont elles ont besoin ; nous le démontrons dans le chapitre de ce travail qui traite de la culture de ces parasites. MM. Chauveau et Arloing ont bien voulu m'assister dans la recherche de ces effets chimiques en faisant sur ma demande des analyses des gaz du sang, à différents moments, sur des moutons inoculés du charbon. Voici les résultats qu'ils ont bien voulu me transmettre :

Dans une première expérience on recueille le sang de la carotide au moment où l'animal expirait. L'analyse des gaz donne :

	cent. cub.
Volume total de gaz pour 100^{cc} de sang.	50
CO^2	46,75
O.	0,37
Az. par différence	3,75

Les bactéridies étaient en nombre au moins égal à celui des globules sanguins.

Voici trois analyses qui ont été faites sur le sang de la carotide d'un mouton très maigre, à différents moments de l'évolution des bactéridies.

A 4 heures, on constate la présence de quelques bactéridies dans le sang. Une évaluation approximative donne environ une bactéridie pour 240 globules. Extraction de 20 c. c. de sang artériel.

	cent. cub.
Volume de gaz pour 100 c. c. de sang . .	58,40
CO_2	40,80
O.	13,75
Az. par différence.	3,75

A 5 h. 1/2, une autre analyse est faite et donne :

	cent. cub.
Volume total de gaz pour 100 vol. de sang.	44,40
CO_2.	28
O.	13,40
Az. par différence	3

Le nombre des bactéridies était, à celui des globules, comme 1 à 36.

Enfin, à 7 h., au moment où l'animal expirait, une troisième analyse eut lieu et donna les résultats suivants : le nombre des bactéridies étant de 1 pour 3 globules.

	cent. cub.
Volume total de gaz pour 100cc de sang.	40,4
CO_2.	24
O.	11
Résidu.	5,4

Les différences, observées au moment de la mort, dans les quantités relatives d'CO_2 et d'O dans ces deux expériences peuvent s'expliquer par la quantité de bactéridies qui existait dans le sang. Dans la première expérience le nombre était au moins trois fois plus considérable que dans la seconde. On peut admettre que dans la deuxième il y a eu surtout formation d'embolies.

Ces expériences sont trop peu nombreuses pour qu'il soit possible d'en tirer des conclusions certaines, elles seront continuées, nous ne donnons ces résultats que provisoirement.

VI

En appliquant à l'étude comparative des lésions vasculaires, chez les animaux d'espèces différentes, les données qui ressortent des expériences que nous avons exposées dans le chapitre V, celles qui résultent de l'étude de l'action phlogogène chez les animaux réfractaires et des analyses des gaz du sang aux diverses périodes de la maladie, j'estime qu'il est possible d'en déduire une théorie générale de l'action des bactéridies introduites dans l'organisme, théorie qui peut se résumer ainsi :

Le parasite du charbon agit par ses qualités physiques en oblitérant les vaisseaux capillaires ; par des propriétés chimiques en empruntant aux globules l'oxygène qui est nécessaire à sa respiration, et par des propriétés toxiques dues aux substances qu'il sécrète ou excrète ou dont il provoque la formation. Son action est inflammatoire au point inoculé ; elle devient générale et toujours mortelle lorsqu'il est parvenu dans le sang. Ces diverses propositions demandent quelques développements.

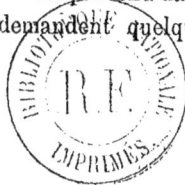

A. MODE DE FORMATION DES LÉSIONS LOCALES

Lorsqu'un animal a été inoculé, à partir de ce moment jusqu'à celui de la mort, il présente constamment des bactéridies dans l'un ou l'autre point de l'économie. Ces bactéridies sont facilement démontrables au microscope. On en trouve toujours dans le tissu conjonctif qui entoure le point inoculé, et si on l'examine d'heure en heure, on peut constater la série de faits suivants : Les bactéridies sont, dans le tissu conjonctif, d'autant plus nombreuses qu'on s'éloigne davantage du moment de l'inoculation ; elles se multiplient donc sur place. L'inflammation qu'elles déterminent provoque la formation d'un œdème qui leur sert de liquide de culture ; cet œdème se propage dans la direction des vaisseaux lymphatiques, et bientôt elles arrivent à ces ganglions par l'intermédiaire des vaisseaux afférents qui les ont recueillies, elles pénètrent dans le ganglion comme le font toutes les substances finement pulvérisées, comme le minium injecté sous la peau, comme les poudres du tatouage. Le temps que les bactéridies mettent à arriver du lieu d'inoculation au ganglion varie avec la distance ; mais leur progression est rapide comme leur multiplication.

Je fis une piqûre à 2 centimètres environ des ganglions axillaires d'un lapin et je le tuai cinq heures après l'inoculation. Ce ganglion présentait déjà à ce moment de nombreuses bactéridies dans sa pulpe, le champ du microscope en montrait une dizaine. Dans une autre expérience, dix heures après une inoculation à l'aine chez un mouton, le ganglion inguinal superficiel en était farci,

mais le ganglion sous-lombaire n'en présentait que quelques-unes isolées. Le sang n'en renfermait pas encore ;
les ganglions autres que ceux que nous venons de nom-.
mer n'en montraient aucune. — Arrivées au ganglion,
les bactéridies ne peuvent traverser cet organe qui, à
l'état normal, ne laisse passer que les substances liquides.
Elles doivent auparavant provoquer l'inflammation de
l'organe par leur multiplication ; aussi voit- on le ganglion
doubler ou tripler de volume dans l'espace de quelques
heures. Cette augmentation de volume laisse des voies
plus larges au passage des substances solides ; la multiplication des bactéridies par allongement est également
un mode de progression, et bientôt elles passent par les
vaisseaux efférents, qui les amènent au deuxième ganglion. Des phénomènes analogues à ceux que nous venons
de décrire se passent dans l'infection du deuxième ganglion, jusqu'à ce qu'enfin les bactéridies soient arrivées
dans les gros vaisseaux lymphatiques, qui les versent
dans le sang.

A cette première période de l'infection bactéridienne,
vu le peu de gravité des lésions, on ne constate, le plus
souvent, aucun symptôme général ; mais dans les expériences suivies avec soin et dans lesquelles l'état du sujet
est noté à chaque instant, on peut déjà observer une augmentation du nombre des globules blancs du sang, huit
à dix heures après l'inoculation, et même une légère tendance des globules à s'agglutiner. On doit attribuer ces
effets à l'inflammation des ganglions lymphatiques par
les bactéridies, et l'agglutination doit être rapportée
à la matière sécrétée par les bactéridies. MM. Pasteur
et Joubert ont, en effet, démontré que le résidu d'un

sang charbonneux filtré sur le plâtre communique aux globules du sang sain la propriété de s'agglutiner, mais sans leur donner le pouvoir de reproduire le charbon[1].

D'après cette marche des bactéridies on comprend que l'infection du liquide sanguin sera d'autant plus rapide que l'inoculation sera faite dans un point plus rapproché d'un ganglion et que le nombre de ces organes sera plus restreint jusqu'au vaisseau lymphatique collecteur. On ne peut donc assigner une durée précise au temps qui séparera le moment de l'inoculation de celui de la généralisation du charbon.

Dans un travail lu par M. Colin à l'Académie de médecine[2], cet auteur assigne à l'incubation une durée de 14, 15 et 16 heures, et, ajoute-t-il, avant ce temps le sang inoculé demeure absolument sans effet. C'est évidemment faute d'avoir examiné de près la question, que cet expérimentateur est arrivé à ces résultats. Le début de l'infection générale arrive, en réalité, beaucoup plus tôt, ainsi que le démontrent les expériences suivantes :

Le 20 mars 1878, à 9 heures 15 du matin, j'inocule un lapin à la cuisse avec le sang de la rate d'un autre lapin mort depuis 17 à 18 heures, et je me propose de prendre d'heure en heure le sang de cet animal et de l'injecter dans la veine jugulaire d'autres lapins, pour déterminer à peu près exactement le moment où les premières bactéridies seront arrivées dans le sang. Dix gouttes de sang

---

[1] *Bulletin de l'Académie de médecine*, 1877.
[2] Sur le développement successif de foyers virulents pendant la période d'incubation des maladies charbonneuses, *in Bulletin de l'Acad. de méd.*, 1878, p. 199.

sont retirées de la jugulaire du lapin inoculé, et transpor-
tées immédiatement dans la même veine des autres animaux, les piqûres faites avec une canule capillaire n'ayant
pas nécessité la ligature de cette veine, la circulation n'a
pas été un seul instant interrompue.

Un premier lapin reçoit les dix gouttes à 10 heures 15
minutes, une heure juste après l'inoculation ; un deuxième
à 11 heures 50 minutes; un troisième, à 2 heures du
soir ; le quatrième à 3 heures et demie et le cinquième, à
5 heures du soir ; deux autres lapins ont aussi reçu le
sang à 6 heures et à 7 heures du soir, mais il est inutile
d'en parler, car le cinquième lapin mourut en 45 heu-
heures, ainsi que les numéros 6 et 7, avec des quantités
immenses de bactéridies dans les vaisseaux. Or, l'injection du n° 5 avait eu lieu 7 heures et demie après l'inoculation du lapin qui avait fourni le sang, et il est incontestable qu'à ce moment il y avait des parasites dans le sang,
puisqu'ils se sont reproduits en quantité prodigieuse chez le
lapin n° 5. Or, avant d'arriver au sang, ils avaient dû traverser deux ganglions, ce qui démontre péremptoirement que
déjà depuis un certain temps les ganglions étaient infectés. Le lapin qui a donné lieu à ces expériences mourut le
lendemain vers 5 heures du matin. Il a vécu 19 heures
et pendant 11 heures et demie au moins il a présenté des
parasites dans son sang. J'insiste sur la signification de
ces expériences, car indépendamment de ce qu'elles ap-
puient la théorie de l'infection bactéridienne, elles me
permettent de réfuter une réclamation de priorité qu'a
faite M. Colin dans le Compte rendu de l'Institut du 6 mai,
alors que la communication qui contenait le résumé
de ces faits, de la théorie générale de l'infection char-

bonneuse et du rôle des ganglions dans l'infection, avait été présentée dans la séance du 15 avril 1878, par M. H. Bouley.

Je proteste contre l'assimilation que M. Colin a voulu faire de ses expériences et des miennes. Dans son travail de l'Académie de médecine, cet expérimentateur considère toujours le charbon comme une maladie virulente. Pour lui, le virus serait soluble, il aurait été absorbé mais se comporterait comme si, pendant 6, 8, 12 heures, il « devenait insaisissable et perdait toute son activité par suite d'une dispersion excessive. La période pendant laquelle le virus disséminé paraît introuvable et inactif égale la moitié, quelquefois les deux tiers du temps que le charbon met pour tuer, c'est-à-dire de 12 jusqu'à 18 heures, s'il tue en 24, ou 24 à 36, s'il tue en 48 heures. »

Pour M. Colin, dans ce même travail, les ganglions posséderaient la propriété de devenir *virulents* avant que les bactéridies y aient fait leur apparition. Cette assertion est complètement réduite à néant par les faits, et M. Colin n'a jamais répondu aux objections que lui fit à ce sujet M. Pasteur. Quant à l'importance pathologique des ganglions, elle était connue et démontrée depuis fort longtemps dans toutes les maladies dites virulentes et infectieuses. Ce que j'ai voulu prouver, c'est que le ganglion arrête les bactéridies, puis qu'il les laisse passer lorsqu'il est enflammé par leurs produits et qu'il ne peut être question de substances dissoutes. Mes conclusions sont donc tout à fait inverses de celle de M. Colin.

B. MODE DE FORMATION DES LÉSIONS GÉNÉRALES

Lorsque les bactéridies ont pénétré dans le sang, elles se multiplient dans ce liquide avec rapidité et n'en sortent plus, s'il n'y a pas de ruptures vasculaires. Sous ce rapport, les faits sont très concluants. Dans le cas des trois lapins cités plus haut, qui avaient reçu le sang directement dans la jugulaire, on ne trouva aucune bactéridie dans les ganglions, elles étaient restées localisées dans le système sanguin et s'y étaient multipliées. J'ai démontré d'ailleurs (page 39), par des expériences d'injection de quantités différentes de bactéridies dans les vaisseaux que, suivant leur nombre, la mort arrive plus ou moins vite, mais que jamais elles ne sortent des vaisseaux. On peut s'assurer directement de la façon dont se comportent les bactéridies dans les vaisseaux, en examinant au microscope les capillaires d'une membrane transparente telle que l'épiploon ou le mésentère du lapin.

Voici le dispositif que j'ai adopté :

Au moment où un lapin commence à présenter les symptômes généraux du charbon, je le maintiens solidement fixé dans une gouttière ou sur une table Jolyet, de façon qu'il soit retourné le ventre en l'air ; puis, au moyen d'une incision faite sur la ligne blanche, j'attire au dehors l'épiploon qui, tendu très modérément, est ensuite placé sous un microscope préparé à cet effet. Pour approcher autant que possible la membrane et éviter les tiraillements, j'ai enlevé toute la partie de la platine de l'instrument qui correspond au côté sur lequel se trouve le lapin, de telle sorte qu'il suffit d'attirer de 2 à 3 centimè-

104 ACTION DES BACTÉRIDIES DANS LE CHARBON

tres hors de la cavité abdominale l'épiploon ou le mésentère, pour en avoir une longueur plus que suffisante. Pour
éviter même le refroidissement de cette membrane, j'ai
fait construire une chambre chaude appropriée, dans
laquelle circule de l'eau à 40°. L'épiploon plonge dans de
l'eau légèrement albumineuse, une lamelle le recouvre.
La membrane adhère à la face inférieure de la lamelle et
on a ainsi une surface plane qu'il est facile de promener
sous l'objectif pour choisir son point. Ces diverses dispo-
sitions ont pour objet de maintenir les membranes dans
des conditions aussi normales que possible, elles permettent d'éviter les hémorrhagies et ne gênent en rien la
circulation. Quoique la membrane soit double, sa finesse
est telle que l'on peut facilement employer des objectifs
grossissant 500 à 600 fois. J'emploie très communément l'objectif à immersion n° 7 ou 10 de Vérick. La
meilleure preuve qu'on se trouve dans des conditions
satisfaisantes, c'est que la préparation peut rester dans
cet état pendant deux heures et demie à trois heures
sans altérations notables. J'ai pu, dans mes cours, faire
voir ce phénomène, avec l'appareil ainsi disposé, à cinquante élèves se succédant l'un à l'autre. Enfin, il m'est
arrivé dans les expériences sur le charbon, d'examiner
à plusieurs reprises l'épiploon. Après un examen, je repla-
çais la portion membraneuse dans l'abdomen pour l'en
retirer au bout d'une heure ou deux. Lorsque toutes ces
précautions ont été prises, on a un magnifique exemple
de circulation, auquel nul autre ne peut se comparer ;
l'abondance des vaisseaux dans cette membrane, son extrême transparence, en font certainement l'organe le plus
propre à mettre en évidence la circulation capillaire. En

choisissant bien le point, on parvient à obtenir sous l'objectif, une artériole avec plusieurs anses de terminaison, les capillaires qu'elles fournissent et la veine correspondante.

On peut ainsi assister pendant un temps très long à un splendide spectacle, qui emprunte ici un intérêt tout particulier à la présence des bactéridies et aux lésions qu'elles causent et qui se forment sous les yeux de l'observateur. Deux heures à deux heures et demie avant le moment de la mort, les bactéridies sont peu nombreuses, et il faut, pour les observer, choisir un capillaire dans lequel la circulation soit très lente, afin de distinguer nettement tous les éléments contenus dans le sérum. Mais bientôt la circulation se ralentit dans tous les points de l'épiploon, soit par suite de l'obstacle que les parasites offrent au sang, soit en raison de la viscosité qu'ont acquise les globules. On voit alors un grand nombre de bactéridies isolées au milieu des globules ou réunies par petits groupes. Lorsque ces agglomérations passent par un capillaire rectiligne elles arrivent facilement à la veine, mais si elles prennent le chemin d'un capillaire flexueux, on les voit souvent s'arrêter au niveau des coudes ou des anastomoses, osciller pendant quelques instants sur l'éperon, puis être de nouveau entraînées par le courant. La flexibilité des bactéridies est très grande, il n'est pas rare de les voir se replier sur elles-mêmes sous l'influence des obstacles. Cependant il arrive que le courant, moins rapide ou trop faible, n'est pas suffisant pour les entraîner ; elles arrêtent alors d'autres bactéridies au passage, et le nombre en est bientôt assez grand pour faire une véritable embolie. Aussitôt qu'un bouchon

s'est produit en un point, on voit les bactéridies se pres-
ser dans les capillaires voisins, et bientôt tout un réseau
capillaire est oblitéré. De plus, dans cette situation, elles
continuent à s'accroître, et les extrémités, s'arcboutant
contre les parois du vaisseau, rendent impossible la destruction de l'oblitération. Dans les vaisseaux ainsi oblitérés les globules rouges ne circulent plus, mais avant que
la lésion soit aussi complète, on voit souvent quelques
globules passer dans le capillaire et prendre le chemin
des nombreux et irréguliers méats situés entre les bâtonnets enchevêtrés ; le globule s'allonge, s'étire, reste
quelquefois attaché par un point à une extrémité de bactéridie, puis enfin se détache et arrive jusqu'à un capillaire perméable; la facilité avec laquelle les globules
passent dans les espaces rétrécis fait qu'on en trouve
rarement dans les capillaires oblitérés.

Une heure avant la mort on rencontre de nombreux
points ainsi traités dans l'épiploon et le mésentère; puis
enfin la circulation devient très difficile, il n'y a plus que
des oscillations dans les vaisseaux capillaires, les veines
se remplissent, le cœur droit se distend et éprouve une
grande difficulté à se contracter, et bientôt la mort arrive
après deux ou trois convulsions légères.

Il semblerait que des faits aussi nets, aussi faciles à
observer ne pussent être mis en doute; il n'en est cependant pas ainsi. Dans une lecture faite à l'Académie de
médecine le 10 décembre 1878, M. Colin est revenu sur
les causes de la mort dans les maladies charbonneuses, et
il a discuté tout au long l'hypothèse de la mort par obs-
truction des capillaires. Sans me nommer, M. Colin a bien
voulu reconnaître « que l'argument le plus sérieux qu'on

ait invoqué à l'appui de l'hypothèse de la mort par obstacle mécanique à la circulation est la constatation du fait
même par l'examen microscopique. Il serait, d'après lui,
décisif si l'observation se réalisait dans des conditions
irréprochables; « malheureusement, dit–il, il n'en est pas
ainsi. »

J'avais pris soin, dans ma Note à l'Institut qui traite
de cette question, d'indiquer exactement la façon dont
j'avais procédé pour arriver à cette détermination, mais
M. Colin, qui préfère, paraît-il, lorsqu'il s'agit de contrôler des expériences faites par d'autres, employer des
moyens imparfaits ou différents, afin de se donner le
plaisir de contredire, a mis en usage pour arriver au résultat net et précis que j'ai mis hors de conteste, un procédé dont la simple exposition indiquera la valeur.

Que s'agit–il, en effet, de constater? la circulation capillaire des globules mêlés aux bactéridies et les arrêts
de ces corps dans les capillaires. Il est évident pour tout
le monde que l'on ne peut arriver à la connaissance de
ces faits que si la circulation se fait normalement, avec
toute son activité, et il est non moins évident qu'il ne
peut y avoir circulation que s'il y a circuit et que si les
capillaires sont en continuité avec les artères et les veines, si tous les organes, cœur et vaisseaux, sont dans
leurs connexions normales. Toutes ces conditions sont
remplies dans mes expériences.

Or que fait M. Colin? il enlève sur un lapin charbonneux, une anse d'intestin avec la portion de mésentère
correspondante, et il porte sous le microscope la préparation *encore vivante;* comme l'anse intestinale continue
à se contracter, elle envoie du sang dans la portion du

mésentère examinée, et on peut pendant *cinq minutes et plus* très nettement constater la persistance de la circulation dans les plus fins capillaires. Le fait est nouveau, la tunique musculaire intestinale remplaçant le cœur ! je le signale à l'attention des physiologistes.

M. Colin trouve que le spectacle qu'on a sous les yeux est vraiment curieux. Alors il voit les bactéridies, pendant ces cinq minutes, s'infléchir, passer dans les vaisseaux sans s'y arrêter, se montrer quelquefois isolées, d'autres fois en petits groupes ; mais elles ont une grande aptitude à passer dans les capillaires les plus fins — ce dont on ne se douterait guère.

« Que peut-on objecter à ces observations? s'écrie M. Colin. Les tissus ne demeurent-ils pas vivants, le sang ne se maintient-il pas liquide, la circulation ne paraît-elle pas libre ? » Eh ! si, tout cela est vrai, et vraiment il ne manque qu'une seule chose à cette expérience qui enthousiasme si fort M. Colin : il n'y manque que la circulation, et, malheureusement pour l'expérience, c'était la circulation seule qu'il s'agissait d'examiner.

L'expérience de M. Colin n'a donc pas la moindre portée, et d'ailleurs, on voudrait en vain le nier, beaucoup de capillaires sont oblitérés par les bactéridies plus d'une heure déjà avant le moment de la mort, c'est ce qu'on peut constater directement sur tous les animaux soit en employant le moyen que je viens de décrire, soit en tuant par hémorrhagie un lapin charbonneux avant le moment normal de sa fin.

En résumé, chez le lapin on ne rencontre de bactéridies qu'au point d'inoculation, dans les ganglions qui l'avoisinent et dans les vaisseaux.

Chez le mouton, dans toutes les expériences, les choses se sont passées de même, les quelques ruptures vasculaires que l'on rencontre dans le rein ou quelques parties de l'intestin peuvent être négligées. On peut donc conclure, pour cet animal, que l'action des bactéridies se limite aux ganglions et aux vaisseaux capillaires tout comme chez le lapin.

Mais chez le cheval et l'âne, si les lésions locales sont identiques, il n'en est pas de même des désordres généraux; on a déjà vu que chez ces animaux, des ecchymoses, des œdèmes volumineux, des épanchements sanguins assez considérables se rencontrent partout, mais surtout sur les séreuses. Comment peut-on interpréter ces lésions? Les ruptures des capillaires peuvent être dues à ce que la paroi en était devenue plus friable, ou bien à ce que des embolies, s'étant formées dans leur intérieur, la pression sanguine trouvant une résistance, les a fait éclater en amont de l'embolie. Ces deux causes ont aussi pu se trouver réunies. Nous avons démontré que l'action phlogogène des bactéridies est due à une sorte de diastase (Pasteur) qui serait un produit de sécrétion des organismes, et dont l'activité serait plus grande sur les solipèdes et les chiens que sur les autres animaux. On peut, sans être téméraire, admettre que ce produit, qui a chez les solipèdes une si grande action sur les tissus, a pu agir sur la paroi des vaisseaux, la ramollir, et qu'enfin la rupture a eu lieu soit avec, soit sans embolies bactéridienne.

Quelle que soit l'interprétation que l'on adopte, il est certain que les œdèmes qui se rencontrent dans ce cas autour de la plupart des ganglions sont postérieurs aux

ruptures. Il y a eu, par suite de l'épanchement de sang
dans divers points des tissus, de véritables inoculations
profondes qui se sont comportées exactement comme l'inoculation expérimentale. Le tissu conjonctif s'est infiltré,
les bactéridies se sont multipliées, le ganglion s'est rempli de ces microbes. On remarque enfin toute la série des
phénomènes que l'on rencontre dans l'inoculation sous-
cutanée, et les ganglions sont d'autant plus malades que
les ruptures vasculaires sont plus anciennes. Les bactéridies agissent donc toujours de la même manière partout
où elles se rencontrent lorsqu'elles peuvent se développer.

Chez les chiens, les choses se passent exactement de la
même façon, mais ici la matière phlogogène semble encore
plus active, les ruptures arrivent beaucoup plus vite, et
elles siègent principalement sur des organes dont l'inté-
grité est plus essentielle, sur le cœur, le poumon ; il en
résulte des cardites aiguës, et des ecchymoses pulmonaires qui amènent la mort avant que le nombre des parasites soit aussi considérable que chez les autres animaux.

VII

LÉSIONS CHEZ LES ANIMAUX MORTS DU CHARBON
DIT SPONTANÉ

Les expériences relatées jusqu'à ce moment montrent
très nettement 1° que le charbon n'est jamais spontané
dans le sens littéral du mot ; 2° qu'il faut pour son développement qu'il y ait inoculation des bactéridies ou de
leurs spores. En un mot, il n'y a pas de différence entre
le charbon des plaines de la Beauce et celui que l'on produit artificiellement dans les laboratoires ; dans l'un comme
dans l'autre cas, il faut que des parasites, à l'état de
germe ou de mycélium, pénètrent par une plaie dans les
tissus de l'animal vivant. Le raisonnement nous conduit
également à penser que les lésions locales et générales
sont identiques ; aussi terminais-je une Note à l'Institut
sur les lésions produites par les bactéridies, par la phrase
suivante : « La connaissance de ces faits pourra jeter un
certain jour sur le mode de pénétration des bactéridies
dans le cas de charbon spontané, *elle permettra de déterminer en quel point de l'économie et par quelle voie les
parasites s'introduisent.* »

Pour être bien certain que mes déductions n'étaient pas erronées, j'ai voulu faire une épreuve concluante. J'ai prié un de mes collègues d'inoculer, en un point que je devais ignorer, un mouton sain, sur lequel je devais retrouver après la mort, par l'examen des différents ganglions, le lieu exact de l'inoculation. Cette dernière fut faite avec des spores en suspension dans un liquide incolore pour éviter des traces qui eussent pu donner l'éveil. A la mort de l'animal, il me fut très facile, d'après l'examen microscopique des organes lymphatiques, de découvrir à quelques centimètres près le lieu où la piqûre avait été faite.

Une mission qu'a bien voulu me confier M. le Ministre de l'agriculture m'a permis de vérifier dans la Beauce même, l'exactitude de mes déductions expérimentales. A la mort d'un animal ayant succombé au charbon spontané, l'autopsie m'a permis de retrouver le point exact de l'inoculation qui cependant ne portait aucune trace de la lésion d'introduction.

La condition première du succès était, à mon arrivée dans la Beauce, de trouver des animaux morts du charbon, et dans des conditions qui me permissent de faire l'examen microscopique des ganglions. Mais le charbon a fait très peu de victimes en 1878, dans la Beauce.

Beaucoup de fermiers qui perdaient annuellement quatre, cinq et même jusqu'à dix et douze pour cent de leurs animaux[1] n'ont pas eu un seul cas de sang de rate sur

---

[1] On signale des mortalités beaucoup plus considérables : dans certaines années la dévastation des troupeaux a été de 50, 60 et même 70 pour 100 chez certains propriétaires. C'est surtout sur les animaux de l'espèce bovine qu'on remarque cette mortalité effrayante.

leurs troupeaux ; partout où des cas de mort se sont présentés, ils ont été isolés [1].

Ces conditions défavorables pour les recherches que
j'entreprenais ne m'ont pas permis d'assister au développement de la maladie et je n'ai pu faire mes recherches
que sur des animaux morts depuis plusieurs heures. En
temps ordinaire, j'aurais procédé d'une autre manière :
je me serais tenu constamment à proximité de troupeaux
atteints et j'aurais pu ainsi faire l'autopsie des animaux
immédiatement après leur mort, ou même les tuer au
moment de l'apparition des premiers symptômes ; ce sont
des recherches qui devront être faites lorsque les circonstances le permettront.

Mes autopsies ont porté sur douze moutons et deux
vaches. Voici les faits que j'ai pu constater :

A chaque autopsie, je commençais par m'assurer de la
présence des bactéridies dans le sang. Je dois dire que toujours ces parasites se présentaient en quantité extrêmement
considérable, soit sur les vaches, soit sur les moutons ;
leur nombre était au moins égal à celui des globules sanguins. Après avoir enlevé la peau avec soin, j'examinais
un à un les ganglions lymphatiques en commençant par
ceux des membres et du tronc, ou par ceux des viscères
des cavités splanchniques. L'examen microscopique immé-
diat venait toujours contrôler la présence des bactéridies.
Il était alors facile de constater que ces ganglions peuvent
se ranger en deux catégories : ceux qui sont atteints par
les bactéridies et ceux qui sont restés sains.

---

[1] Je n'ai vu qu'un seul propriétaire des environs de Chartres qui ait eu un
nombre de morts assez élevé, M. Maunoury de Saint-Germain, qui avait
perdu à la fin de septembre, vingt-cinq moutons sur mille têtes environ.

Les ganglions sains ont conservé leur couleur normale, aucun œdème ne les entoure ; ouverts avec le bistouri, on ne constate rien d'anormal à leur intérieur. Le produit du râclage de la pulpe porté sous le microscope ne montre que les éléments ordinaires de la structure de ces organes, c'est-à-dire de très nombreux globules blancs nageant au milieu d'un sérum incolore ; on y trouve aussi quelques globules rouges et quelques rares bactéridies venant de l'intérieur des vaisseaux sanguins ouverts par la coupe. Parfois le scalpel a entraîné un fragment de capillaire et presque toujours on constate que ce capillaire renferme des bactéridies en grand nombre, qu'il en est oblitéré, fait qui se constate pour toutes les autres parties du corps ; mais les sinus et les follicules lymphatiques n'en renferment aucune ; c'est là un fait important et qui prouve jusqu'à l'évidence que les lymphatiques afférents des ganglions sains n'en renfermaient pas.

Les ganglions malades sont tuméfiés, de couleur foncée, rouges ou noirâtres, souvent tigrés de taches sanguines ecchymotiques ; presque toujours ils sont entourés d'un œdème plus ou moins abondant, de couleur jaune ou fortement coloré en rose, marbré de taches noirâtres dues à des hémorrhagies capillaires. Toujours cet œdème renferme des bactéridies en quantité assez considérable et plus longues que celle du sang. A la coupe, les ganglions malades laissent échapper un liquide sanguinolent d'une richesse extrême en bactéridies ; ils montrent des hémorrhagies multiples, mais de peu d'étendue ; souvent on constate la présence de petits abcès en voie de formation. Si on examine au microscope les parties restées blanches et qui semblent n'avoir pas subi d'altération, on aperçoit immédiatement des lésions d'un autre ordre ; la structure du ganglion est rendue obscure par l'immense quantité de bactéridies qu'il contient. Les coupes faites sur des organes durcis à l'alcool font voir que toute la substance en est imprégnée, elles ont complètement envahi les follicules et les sinus, et souvent on ne voit plus qu'une sorte de feutrage formé par les petits filaments qui affectent toutes les directions.

Si l'on rencontrait des ganglions ainsi altérés dans plusieurs points du corps, il pourrait y avoir doute, mais chez le mouton je ne les ai trouvés que dans un seul point, à une seule exception près, sur laquelle je reviendrai plus loin ; ce sont toujours les ganglions qui reçoivent les vaisseaux lymphatiques de la langue et du pharynx qui sont atteints, puis consécutivement ceux de l'entrée de la poitrine ou les préscapulaires. J'ai toujours trouvé sains les ganglions viscéraux.

Je puis donc affirmer que dans onze cas de charbon chez le mouton, sur douze que j'ai examinés, les spores ou les bactéridies avaient pénétré par la bouche ou le pharynx.

Voici comment les lésions doivent être expliquées. Du point d'inoculation, les bactéridies sont arrivées aux ganglions sous-glossiens ou postpharyngiens et après avoir envahi ces ganglions, ont infecté ultérieurement les préscapulaires dans lesquels viennent s'ouvrir les vaisseaux efférents des ganglions de la tête ; puis enfin les prépectoraux. Les ganglions des deux côtés étaient malades dans les cas que j'ai examinés ; cela tient certainement aux communications qu'entretiennent les vaisseaux lymphatiques droits et gauches.

On peut s'étonner quand on examine un animal mort du
sang de rate et dépouillé de la peau, que les lésions du
pharynx et du cou n'aient pas attiré davantage l'attention
des observateurs, bien qu'un certain nombre en aient parlé.
C'est qu'en effet la couleur de la région inférieure du cou
et l'infiltration des tissus sont extrêmement remarquables.
Toutes ces parties sont œdématiées, même sur l'animal
mort récemment ; plus tard des gaz se forment et donnent
un aspect particulier à cette région. En examinant de
plus près, on constate que la trachée, à sa partie supérieure, est entourée d'un œdème considérable qui souvent même envahit les lèvres de la glotte et doit gêner
la respiration. En arrière de la trachée et autour de l'œsophage, l'infiltration est beaucoup plus accentuée encore,
et presque toujours dans ces points on trouve de nombreuses hémorrhagies du volume d'une lentille à celui
d'une noix. Souvent l'œdème n'est pas limité à la région
supérieure du cou, il descend jusqu'à la première côte.

Sur les vaches que j'ai pu examiner, les lésions du cou
étaient exactement semblables à celles du mouton ; œdème,
suffusions sanguines, altérations des ganglions, tout indique que la maladie a débuté de la même manière. L'examen microscopique fait constater les mêmes ravages dans
les ganglions analogues. Sur l'une de ces vaches pourtant,
ces désordres n'existaient que d'un seul côté ; du côté
droit seulement les ganglions étaient malades, et cette
particularité rendait plus nettes encore les lésions par
comparaison avec les ganglions sains du côté gauche. On
peut ici affirmer que l'inoculation a eu lieu sur la partie
droite de la bouche et du pharynx. Le sujet dont je parle
en ce moment était même très bien approprié à l'étude que

je voulais faire, car il avait été saigné à une période assez avancée de la maladie pour être vendu à la boucherie ; ce n'est que par un scrupule, très honorable, mais trop peu fréquent, si j'en juge par les renseignements que j'ai recueillis, qu'au dernier moment son propriétaire s'était décidé à l'envoyer à l'équarrissage.

Deux mots sur le cas du mouton charbonneux dont j'ai parlé plus haut et chez lequel les ganglions buccaux et pharyngiens n'étaient pas malades. Lorsque je l'examinai, cet animal, mort depuis vingt-quatre heures environ, était déjà en voie de putréfaction. Les viscères et les ganglions profonds ne m'ont donc fourni aucun renseignement ; mais j'ai pu constater que de tous les ganglions du tronc et des membres, le poplité droit seul était hypertrophié ; il avait 2 à 3 fois le volume de celui du côté opposé ; il était rouge, présentait des hémorrhagies multiples, et renfermait une immense quantité de bactéridies ; les ganglions de la tête et du cou n'étaient pas malades, et je n'ai pas constaté d'œdème autour de la trachée et de l'œsophage. Il présentait les lésions d'un animal qui aurait été inoculé expérimentalement à la région phalangienne ou métatarsienne droite. Il est extrêmement probable que, dans ce cas isolé, les bactéridies avaient pénétré par le membre postérieur droit.

Dans plusieurs des autopsies, chaque fois que l'état du cadavre le permettait, j'ai essayé d'aller plus loin et de découvrir le point précis de l'inoculation en examinant avec la plus grande attention la muqueuse de la bouche, du voile du palais et du pharynx. Je dois dire que mes recherches n'ont pas abouti. Presque toujours il existe dans la bouche des animaux des ulcérations ou des plaies plus ou moins nombreuses. Le plus grand nombre, causé par les pointes des dents qui ont usé irrégulièrement, siège sur les joues ou sur les côtés de la langue, les aliments coriaces qui entrent dans la nourriture des herbivores suffisent aussi pour déterminer des plaies ou simplement des fissures qui peuvent se guérir rapidement. J'ai plusieurs fois trouvé sur la paroi postérieure du pharynx des plaies ou des cicatrices de nature inconnue, mais aucune n'a pu me donner d'indication sur ce que je désirais savoir, malgré le soin que j'ai pris de rechercher si de l'œdème renfermant des bactéridies ne se trouvait pas dans le tissu conjonctif voisin. Dans les inoculations expérimentales, lorsqu'on a agi avec un liquide renfermant des spores et que la piqûre a été tout à fait super - ficielle, il n'est pas rare, à l'autopsie, de ne pouvoir retrouver le point exact de l'inoculation, surtout lorsque la maladie a duré 4 à 5 jours ; il peut en être de même dans les inoculations spontanées. Il est logique d'admettre que le nombre des spores qui ont pénétré primitivement a dû être fort restreint, ces spores n'ont déterminé qu'une inflammation locale très minime ; ce n'est que plus tard, lorsque, sous l'influence de leur multiplication incessante, les bactéridies ont été nombreuses que l'œdème a apparu, et encore faut-il admettre que celui que l'on trouve à l'autopsie, autour des ganglions, est autant le fait d'une difficulté, d'une sorte de stase dans la circulation lymphatique, que le produit de l'inflammation déterminée par les parasites. D'ailleurs, au moment de la mort, l'œdème occupe une étendue de tissu considérable, les parois postérieure et latérales du pharynx : il a envahi la plupart des points qui pourraient donner des indications.

La détermination exacte du lieu d'inoculation n'est pas d'une grande importance, car, eût-on reconnu que l'ino‑culation a eu lieu sur un point déterminé de la bouche chez un animal, cela ne prouverait pas que chez les autres les choses se sont passées de la même manière. Ce qui est essentiel, c'est qu'il soit bien démontré que les bactéridies pénètrent par les premières parties des voies digestives, car de cette donnée découle l'obligation de rechercher leurs germes dans les substances qui sont habituellement en contact avec la muqueuse buccale, c'est-à-dire dans les aliments.

On peut reproduire expérimentalement des lésions exactement identiques à celles des animaux morts du charbon dit spontané. Pendant mon séjour à Chartres MM. Pasteur et Chamberland ont bien voulu me faire assister à l'autopsie d'animaux inoculés par la bouche. Il ne m'appartient pas de parler de ces expériences ni de la façon très ingénieuse dont elles ont été faites, mais on ne pouvait qu'être extrêmement frappé par la similitude des lésions chez les animaux ainsi inoculés et chez les animaux morts dans les troupeaux. J'ai plusieurs fois depuis, sur le mouton, le cheval et le lapin, reproduit ces expériences en inoculant les animaux sur le frein ou sur les côtés de langue et j'ai toujours obtenu les mêmes lésions.

Un cheval, à qui j'avais injecté du liquide chargé de spores sur le côté gauche de la langue, mourut le septième jour en présentant tous les caractères de cette forme de charbon que l'on a désigné sous le nom de glossanthrax, mais cependant à un très faible degré. Voici les lésions :

Au point d'inoculation, tumeur phlegmoneuse de la grosseur d'une noix avec quelques abcès granuliformes ; de ce point aux ganglions pharyngiens et au dernier ganglion sous-glossien on trouve sous la muqueuse et autour du kérato-glosse une traînée œdémateuse. Les ganglions de ce côté ont triplé de volume, sont devenus noirs, montrent plusieurs petits abcès. Tout autour d'eux on rencontre une sérosité jaunâtre qui, dans quelques points est parsemée de petites hémorrhagies ; ces lésions ressemblent absolument à celles des moutons morts du sang de rate.

La plupart des autres ganglions, inguinaux, sous-lombaires, mésentériques, sont entourés d'une infiltration renfermant de nombreux parasites.

Dans les cas d'inoculation du mouton à la bouche, j'ai obtenu des lésions tellement identiques à celles des cas de sang de rate des troupeaux, qu'il eût été tout à fait impossible de les en distinguer. Je ne recommencerai donc pas cette description.

En somme nous pouvons conclure de ces faits que, dans les cas de charbon dit spontané, les animaux s'inoculent par la bouche ou le pharynx dans le plus grand nombre des cas : je n'ai vu qu'un seul exemple pour lequel il me fût permis de penser que les bactéridies avaient pu pénétrer par un autre point.

Le fait de l'inoculation par la bouche ou le pharynx des animaux qui meurent du charbon dit spontané doit mettre en garde contre les conclusions prématurées de quelques expérimentateurs qui considèrent la viande provenant d'animaux atteints de la maladie charbonneuse comme tout à fait inoffensive pour la consommation. Déjà en

1851, Renault [1] avait vu qu'en faisant manger à des herbivores des débris provenant d'animaux morts du sang
de rate on pouvait transmettre la maladie : sur six moutons ou chèvres auxquels il avait fait avaler des débris
provenant d'autres moutons morts du charbon, trois
avaient succombé à cette maladie. M. Colin [2] avait nié ces
faits et avait conclu de ses expériences, qui toutes avaient
été négatives, que la viande des animaux de boucherie
morts du charbon ou tués au moment de l'apparition des
symptômes n'offrait aucun danger. M. Colin n'a relaté que
des faits négatifs qui ne prouvent rien contre les conclusions de Renault.

M. Boutet [3], dans un travail où il envisage les pertes
annuelles que le charbon fait subir à la Beauce et qu'il
n'évalue pas à moins de six millions et demi, conclut cependant que, malgré ce chiffre considérable, les viandes
provenant d'animaux charbonneux doivent être sévère-
ment rejetées de la consommation, non pas seulement
parce que l'ingestion peut entraîner des accidents lorsque
la chair est mal cuite, mais surtout en considération des
inoculations que peuvent déterminer les manipulations que
nécessitent les animaux charbonneux pour arriver au moment où ils seront mangés. Pendant ces manipulations
les propriétaires et souvent les bouchers, qui connaissent

---

[1] Renault, *Études expérimentales et pratiques sur les effets de l'ingestion des matières virulentes dans les voies digestives de l'homme et
des animaux domestiques.* 17 juin 1851.

[2] Colin. L'ingestion de la chair provenant de bestiaux atteints de maladies
charbonneuses peut-elle communiquer ces affections à l'homme et aux animaux ? *C. R. Acad. des sc.*, 18 janvier 1869.

[3] Usage de la viande provenant d'animaux atteints de maladies charbonneuses in *Archiv. vétérinaires*, t. 1, p. 41, 1876.

l'état de la viande qu'ils mettent en vente, prennent ou peuvent prendre toutes les précautions que nécessite le danger de la contagion ; mais le consommateur, qui n'est pas averti, peut s'inoculer et mourir de la pustule maligne. Les faits de cette nature sont malheureusement trop fréquents et sont toujours le résultat de la mauvaise foi des propriétaires et des bouchers. Enfin, il existe même avec le mode actuel de cuisson qui, dans beaucoup de cas, se réduit à porter très rapidement un morceau de chair à une température très modérée, de grands dangers pour le consommateur, surtout si celui-ci est porteur de plaies à la bouche. Les bactéridies ont pu ne pas être tuées par la cuisson imparfaite, et le danger est beaucoup plus grand encore si des spores, qui sont plus résistantes, ont eu la possibilité de se former. C'est pourquoi nous approuvons les sages conclusions de M. Boutet au point de vue de la police sanitaire.

Mais M. Sanson, qui semble se plaire dans les questions paradoxales, essaye de démontrer[1] que, même en supposant que l'usage des viandes charbonneuses fût nuisible et fît mourir un certain nombre de personnes, il y aurait un intérêt humanitaire à l'employer en raison de la grande quantité de viandes perdues par cette maladie avec les règlements actuels, et du nombre considérable d'habitants qui pourraient s'en nourrir. M. Boutet[2] n'eut pas de peine à réfuter comme elle le méritait la thèse singulière soutenue par son contradicteur.

[1] A. Sanson, La viande des animaux atteints du charbon, *in Archives vétérinaires,* 1er vol., p. 201.
[2] Boutet, Réponse, id., p. 208.

VIII

SYMPTOMES ET DURÉE DE LA MALADIE

A. SYMPTOMES

J'ai placé la description des symptômes du charbon à la suite de l'étude anatomo-pathologique, car il m'a paru que cette marche me permettrait de montrer plus nettement la relation qui existe entre les désordres et leurs manifestations extérieures. Quoique je n'aie eu l'occasion de suivre aucun cas de charbon dit spontané, la facilité avec laquelle on reproduit dans les laboratoires une maladie de tous points identique à celle des troupeaux, et la similitude qui existe entre les lésions chez les uns et les autres, me persuadent que les symptômes ne doivent pas différer.

Les oiseaux et le porc, pour lesquels la plupart des auteurs ont décrit des maladies charbonneuses, sont absolument réfractaires. La discussion qui s'est élevée à l'Académie de médecine entre M. Pasteur et M. Colin au sujet du *charbon des poules* a eu un tel retentissement qu'il est inutile d'insister. — M. Colin, qui, autrefois,

donnait si facilement le charbon aux poules, a été obligé
de reconnaître qu'elles sont absolument réfractaires dans
les conditions normales, et M. Pasteur a démontré que
cette inaptitude tient à une cause physique, la température très élevée des oiseaux.

Je puis dire aussi que, dans les conditions ordinaires,
le porc ne contracte pas le charbon ; les maladies décrites
comme charbonneuses sont d'une tout autre nature.

Quant aux diverses formes qui ont été reconnues chez
les animaux d'espèces aptes à devenir charbonneuses et
que Chabert avait distinguées en *charbon essentiel, symp-
tomatique fièvre charbonneuse*, je crois qu'il faut ne les
accepter qu'avec la plus grande circonspection.

Les formes de charbon dites essentielles et symptomatiques (ces dernières surtout) devront être révisées avec
soin avant d'être admises dans la catégorie des affections
charbonneuses ; en ce qui me concerne, je n'admets qu'une
seule forme, la maladie charbonneuse, celle désignée encore sous le nom de fièvre charbonneuse.

C'est la seule forme dont l'authenticité soit démontrée.

Les symptômes seront examinés chez le lapin, le mouton, le cheval et le chien.

Chez tous ces animaux, il s'écoule un temps variable
entre le moment de l'inoculation et l'apparition des premiers symptômes ; la durée de ce temps dépend du nombre, de l'activité des parasites inoculés et du plus ou moins
de rapidité avec laquelle ils sont arrivés dans le sang.
Cette première période, celle de la formation des désordres
locaux ganglionnaires, n'est révélée le plus souvent par
aucun signe extérieur. Cependant, si l'on observe avec
attention les animaux, et surtout si on fait l'examen mi-

croscopique du sang, on peut constater la leucocytose qui précède toujours l'apparition des bactéridies et souvent une légère fièvre. Ces symptômes sont plus difficiles à constater chez le lapin que chez le mouton et le cheval. Sur un mouton ayant vécu sept jours après l'inoculation de spores, j'ai observé, deux jours avant la mort, une légère fièvre, l'animal mangeait peu, restait constamment couché, sa respiration et son pouls s'étaient accélérés, la température avait monté de plusieurs dixièmes de degré ; le sang examiné ne présentait qu'une légère augmentation du nombre des globules blancs, mais les globules rouges commençaient à s'agglutiner. Ces symptômes, toujours légers et qui n'ont rien de caractéristique, s'observent chez tous les animaux dans cette première période.

A partir du moment où les bactéridies se trouvent en certaine quantité dans le sang, les symptômes manifestés peuvent revêtir les caractères les plus dissemblables, non seulement dans les espèces différentes, mais aussi dans les divers sujets d'une même espèce.

Chez le lapin, on peut dire que les symptômes sont négatifs. Deux heures environ avant le moment où la mort doit arriver, l'animal qui jusque-là n'avait manifesté aucun symptôme morbide, paraît inquiet, change souvent de place, urine fréquemment, a de temps à autre des mouvements brusques, mais sans paraître éprouver de souffrances vives ; la respiration s'accélère, le pouls reste encore normal.

Bientôt ces symptômes s'aggravent, le nombre des mouvements respiratoires augmente rapidement : de quarante, ils peuvent s'élever à quatre-vingt-dix ou cent. Les battements du cœur diminuent plutôt ; d'abord forts

et précipités, ils s'espacent et faiblissent. L'animal, indif
férent à ce qui se passe autour de lui, ne cherche plus à
s'enfuir, il tombe dans une sorte de sommeil ; les yeux
restent ouverts, sans clignotements, la tête s'abaisse
lentement, et de temps en temps il la relève comme un
homme qui lutte contre l'assoupissement. Si un bruit sou-
dain le réveille et qu'il cherche à s'enfuir, ses mouvements
deviennent incertains, mal coordonnés, et souvent ses
efforts n'ont pour résultat que de le faire tomber sur le
côté. Bientôt il s'affaisse sur ses membres antérieurs, le
nez sur le sol ; il semble n'avoir plus conscience de sa
situation, le coma devient de plus en plus profond, la
respiration et la circulation diminuent d'intensité, la sensibilité disparaît et l'animal meurt après deux ou trois
convulsions légères, avec une température de 32° à 34°,
quelquefois 30° seulement.

Si on pratique la respiration artificielle chez ces ani--
maux, et qu'on ouvre la cavité thoracique pour mieux
étudier les battements du cœur, on constate que, dans les
d rniers moments, le cœur droit éprouve une très grande
difficulté à se vider et finit même par se laisser distendre ;
le sang s'accumule dans les grosses veines. Pendant ce
temps, le cœur gauche bat presque à vide, ses contractions sont fortes, mais l'aorte, recevant peu de liquide,
n'imprime qu'un mouvement lent au sang artériel ; la
section d'un vaisseau volumineux comme l'artère humé--
rale ne donne souvent que quelques gouttes de sang. J'ai
en outre mesuré la quantité de globules du sang artériel
comparativement avec celle du sang veineux, et j'ai constaté une différence de plus de 1 million par millimètre
cube à l'avantage du sang veineux. J'attribue à la quan-

tité de bactéridies qui oblitère les vaisseaux pulmonaires cette espèce de filtration du sang et son accumulation dans le cœur droit.

Les symptômes présentés par le mouton sont quelquefois presque identiques à ceux des lapins, mais généralement ils sont beaucoup plus accentués. L'animal conserve son embonpoint et ne paraît souffrir réellement que trois à quatre heures avant le moment de la mort ; il semble très gai, cependant sa température s'est élevée de un à deux degrés ; puis, presque tout à coup, en quinze à vingt minutes des symptômes graves se déclarent. On le voit trembler, chanceler, tomber sur le sol, rejeter par intermittences une urine rosée renfermant des globules sanguins et des bactéridies très longues. La température s'élève progressivement jusqu'à 3° au-dessus de la normale. Des crampes ou des convulsions apparaissent. En général, les muscles des membres et du cou sont comme tétanisés, la tête se renverse en arrière, les dents grincent l'une contre l'autre, les yeux roulent dans l'orbite, puis la respiration devient plus rapide et sifflante. Le sang examiné à ce moment montre une immense quantité de bactéridies ; souvent les capillaires superficielssont tout à fait exsangues, et il devient nécessaire de faire des incisions profondes ou de blesser de gros vaisseaux pour avoir une goutte de sang. Le pouls devient petit, filant, presque insensible ; les artères, revenues sur elles-mêmes, sont molles, très dépressibles ; les incisions ne donnent plus qu'un jet sans force qui s'éteint à quelques décimètres de la plaie. Enfin, après une heure au plus l'animal expire au milieu d'une convulsion tétanique.

Les signes de douleur manifestés dans les dernières

heures de la vie de ces animaux sont dus assurément aux hémorrhagies des organes internes. Je crois que les symptômes nerveux, crampes, disparition de la sensibilité extérieure, perte des mouvements réflexes de la paupière lorsqu'on vient à toucher le globe de l'œil, coma, sont causés par la disparition des fonctions encéphaliques et médullaires, suite de l'anémie due aux oblitérations dont les centres nerveux sont toujours le siège.

Voici une observation recueillie sur un cheval inoculé. Elle donnera une idée assez nette, je crois, des symptômes observés sur cette espèce.

30 novembre 1877. — Inoculation d'une jument alezane, vieille, mais très vigoureuse. 8 respirations, 28 pulsations. Température 38°.

1er Décembre. — L'animal ne paraît pas malade. 8 respirations, 35 pulsations. Température 38°.

2 Décembre. — Le matin la jument semble un peu triste, mais cependant elle cherche encore à manger. Le nombre de ses pulsations a augmenté. Il est à 50. 7 respirations seulement. Température 39°.

A 11 heures, elle est plus triste encore. 7 respirations, 73 pulsations. Température 39° 6/10.

A 2 heures, grande tristesse, frisson. L'animal porte la tête basse, change constamment ses membres de place et enfin il se couche. Le sang examiné montre de grandes quantités de bactéridies. 14 respirations, 72 pulsations.

2 h. 40. — La jument se lève et parvient à se maintenir debout après plusieurs tentatives infructueuses. La station est très instable. L'animal s'appuie au mur, écarte les membres postérieurs. 27 respirations, 124 pulsations.

Température 40° 5. Sueurs, frissons intenses, oreilles et extrémités froides.

2 h. 55. — La malade se couche.

Respirations bruyantes et profondes, 26 à la minute. 84 pulsations petites, irrégulières, avec un rythme particulier. Après 8 ou 10 pulsations petites et très rapprochées il y a arrêt du cœur, puis 2 ou 3 pulsations fortes, largement espacées, après quoi en surviennent de faibles et rapprochées. Température 39° 6.

3 h. 20. — L'animal parvient à se relever et reste debout, les quatre membres écartés. Pouls et respiration dans le même rythme.

3 h. 45. — Symptômes de coliques violentes, sueurs, aspect parfois comateux, dont il est réveillé par les coliques. Mouvements respiratoires difficiles, au nombre de vingt-huit. L'animal cherche à se mettre sur le sternum, mais il n'y parvient pas, il rejette la tête vers son flanc et la laisse tomber sur le nez. Temp. 39° 7, 140 pulsations.

4 h. 45. — Les coliques sont toujours aussi intenses. Mouvements spasmodiques des membres, lèvre inférieure pendante, langue sèche, violacée, hors de la bouche. La température baisse : 38° 9. Les frissons sont de plus en plus graves.

5 heures. — Le frisson agite les quatre membres. Les symptômes s'aggravent, le pouls est extrêmement petit, on ne le perçoit plus à travers la peau. Je mets la carotide à nu, et même en la pressant entre les doigts c'est à peine si je parvins à sentir le pouls. L'incision nécessaire ne donne pas de sang et ne réveille pas l'animal de son état comateux. La jugulaire est remplie, dure et gonflée, les incisions à la langue ne font pas naître d'hémor-

rhagie, l'œil pirouette dans l'orbite, plus de clignotements, la sensibilité est complètement abolie.

Ces phénomènes vont en augmentant d'intensité, et enfin à 5 h. 20 le sujet meurt sans convulsions, après cinq ou six contractions générales très faibles. La température au moment de la mort est de 38° 8.

Ces symptômes sont tout à fait en corrélation avec les lésions signalées. On peut reconnaître dans cette observation la présence des signes d'asphyxie et de coliques avec hémorrhagies intestinales.

B. DURÉE

Elle est très variable. Il faut attribuer à la quantité de bactéridies introduites, au lieu de l'inoculation, au nombre des ganglions, les différences très grandes que l'on a observées dans les divers cas. Après des inoculations aux oreilles, certains lapins sont morts en 18 heures. Le plus grand nombre résiste de 22 à 25 heures, enfin quelques-uns dépassent cette limite. J'ai vu une fois seulement un lapin mourir au bout de 101 heures d'inoculation. Les lésions qu'il présenta à l'autopsie ne se rencontrèrent que dans ce seul cas. Il y avait eu des ruptures vasculaires, les bactéridies remplissaient le tissu conjonctif de l'intestin, et les parois de ce viscère, œdématiées, avaient quadruplé d'épaisseur.

Chez le mouton, la maladie dure de deux à trois jours, lorsqu'on inocule du sang charbonneux frais; elle peut avoir une durée beaucoup plus longue. J'ai constaté un fait de sept jours après injection de liquide renfermant des spores. Mon collègue, M. Peuch, a bien voulu me communiquer un cas de plus longue durée encore. Une brebis, inoculée par lui avec le sang d'une chèvre morte du charbon, ne succomba que neuf jours après.

La durée de la vie chez le cheval après le moment de l'inoculation varie dans des limites assez étendues. Le plus souvent l'animal meurt au bout de trois à cinq jours, mais on en voit résister six et sept jours.

Quant aux animaux qui succombent dans les troupeaux infectés, la gravité et l'étendue des lésions locales, l'état des ganglions et surtout l'espèce d'état granuleux qu'ont subi les bactéridies, portent à croire que la maladie dure davantage encore. Je n'hésite pas à affirmer que dans la majorité des cas de charbon dit spontané, le temps qui sépare la pénétration des spores du moment de la mort ne doit pas être moindre de dix à douze jours.

Ainsi qu'on peut le voir, ces recherches amènent à des résultats bien différents de ceux qui sont encore admis en pathologie. Pour la plupart des auteurs, la fièvre charbonneuse, le sang de rate, tuent les animaux en quelques heures. Cette erreur est due à ce qu'on n'a tenu compte que du temps de la période aiguë des symptômes ; mais lorsque ces symptômes commencent à apparaître, depuis plus d'une semaine déjà la maladie était à l'état latent, et lorsqu'on s'aperçoit de ses effets, l'animal est sur le point de succomber.

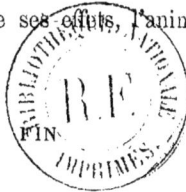

TABLE

LYON. — IMP. PITRAT AÎNÉ, RUE GENTIL, 4

EXPLICATION DES PLANCHES

PLANCHE I

Culture des bactéridies et des spores

1 à 6. — *Transformations des bactéridies placées dans une chambre chaude de Ranvier.*

    1. Bactéridies qui viennent d'être extraites du sang.

    2, 3, 4. Les mêmes, 1 heure, 2 heures et 5 heures après.

    5. Formation des spores à la 17e heure.

    6. Spores complètement isolées.

7 à 14. — *Développement des spores.*

    7. Spores dans les liquides de culture.

    8. Les mêmes, une demi-heure après; elles ont perdu leur réfringence.

    9, 10, 11. Les mêmes après 1, 2 et 3 heures de culture.

    12. Après 16 heures de culture; partie exposée à la lumière.

    13. Après 16 heures, mais dans l'obscurité.

    14. Spores qui se sont développées sur le milieu de la borne; elles ne donnent pas de spores.

15. — Sporanges polysporés obtenues par culture dans le sérum du chien.

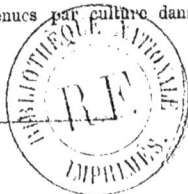

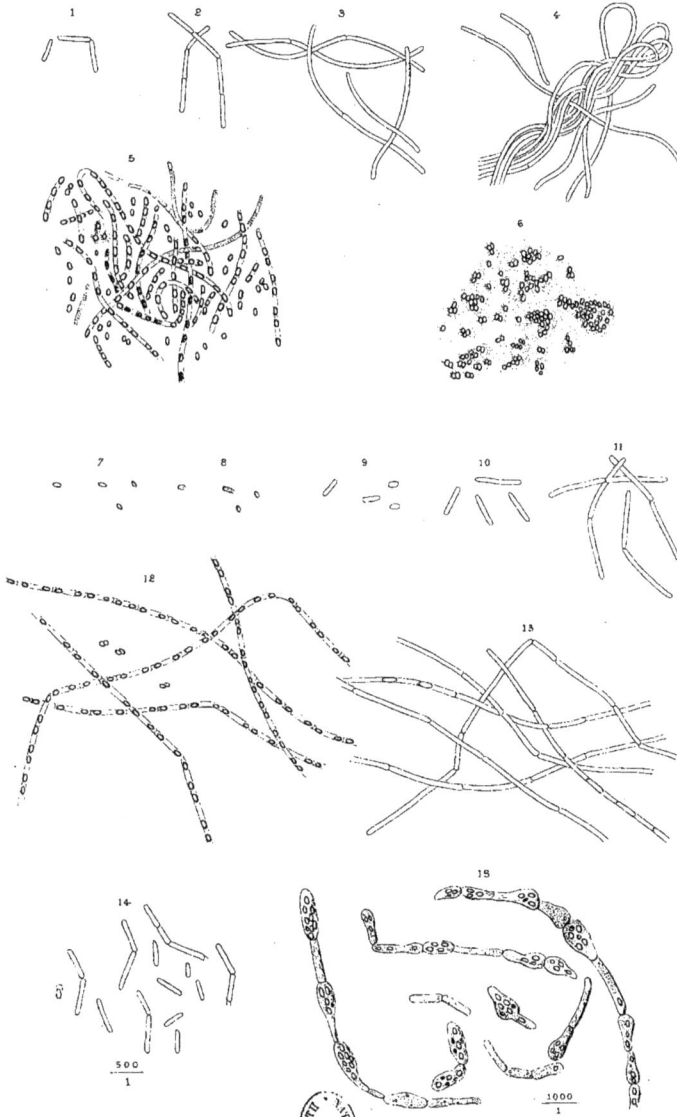

PLANCHE II

Embolies bactéridiennes

1. — Oblitérations vasculaires de l'épiploon.
2. — Oblitérations vasculaires de la substance grise du cerveau.
3. — Alvéole pulmonaire dont les vaisseaux sont oblitérés.

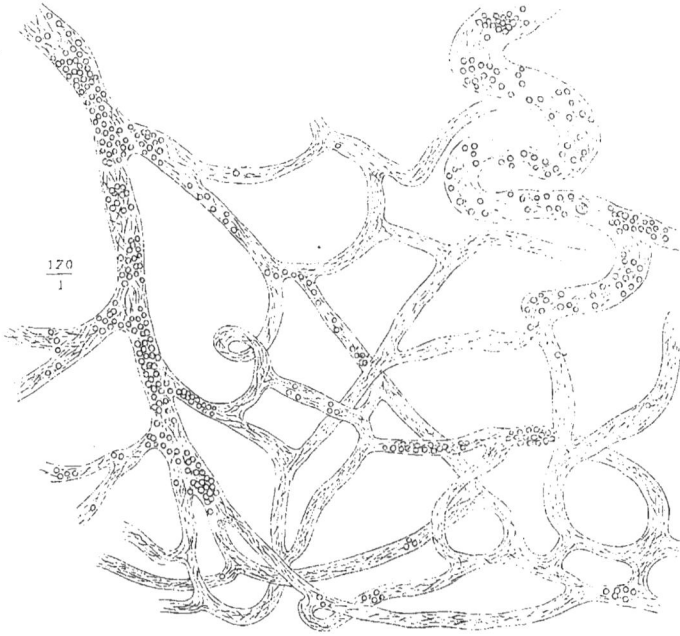

$\dfrac{170}{1}$

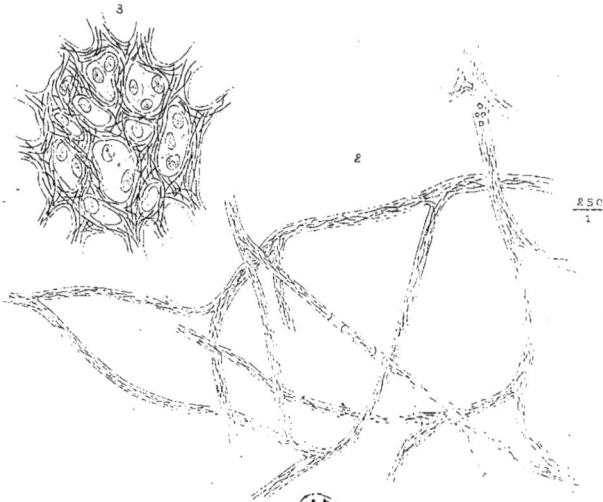

3

2

$\dfrac{250}{1}$

Toussaint del   Imp A. Roux, Lyon

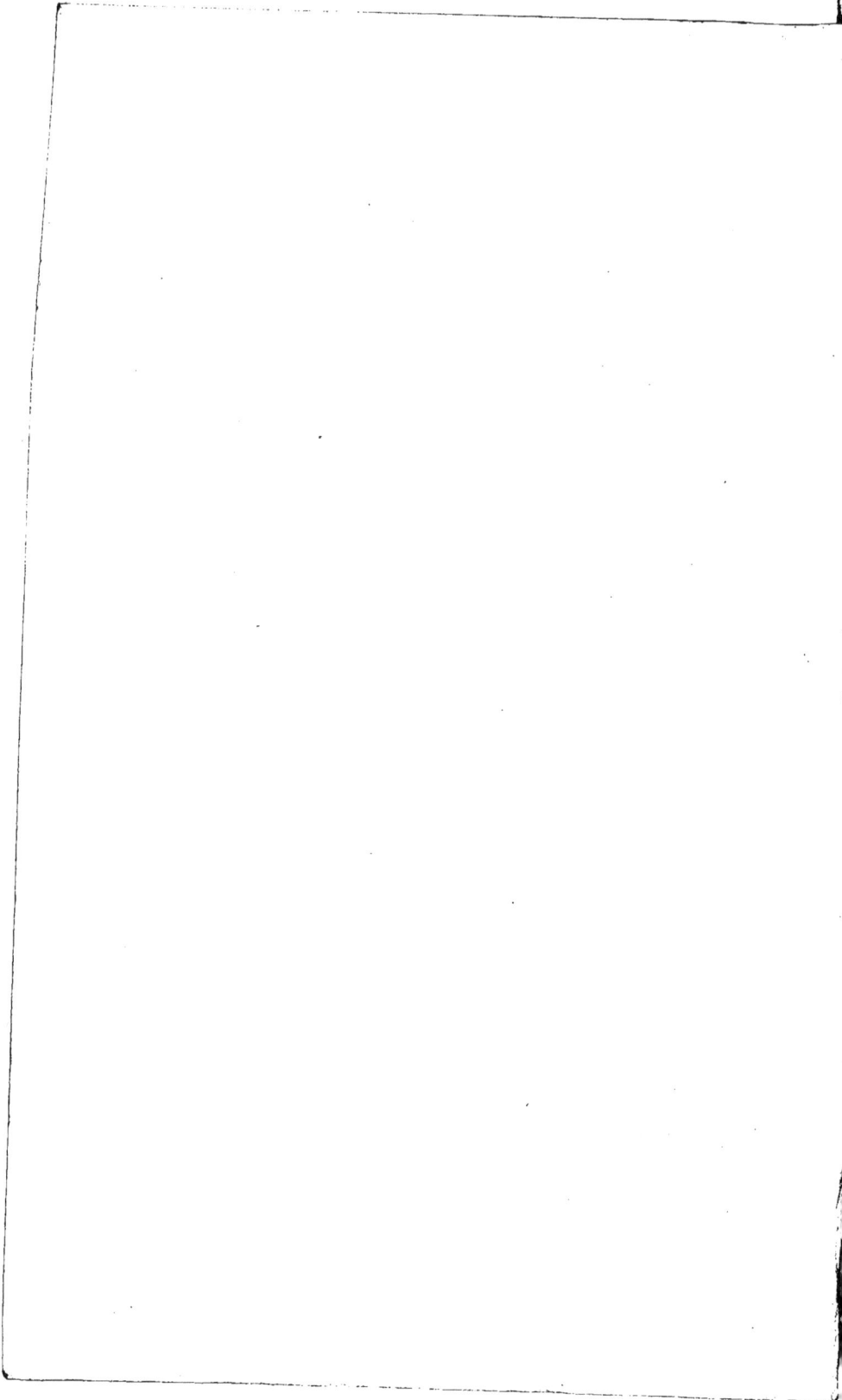

PLANCHE III

Bactéridies dans les vaisseaux et les ganglions

1. — Bactéridies dans les vaisseaux d'une villosité intestinale.

2. — Petite veine avec embolus bactéridien.

3. — Aspect de la pulpe d'un ganglion rapproché du point d'inoculation.

4 — Le même ganglion du côté opposé du corps.

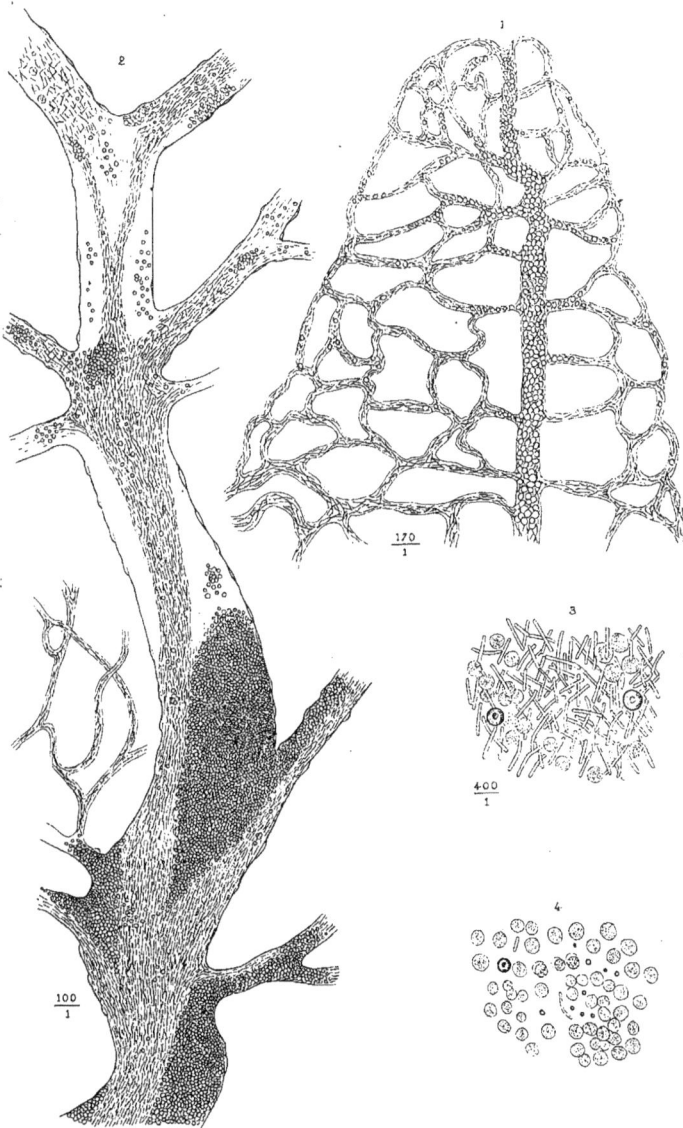

Toussaint del.

Imp. A. Roux, Lyon

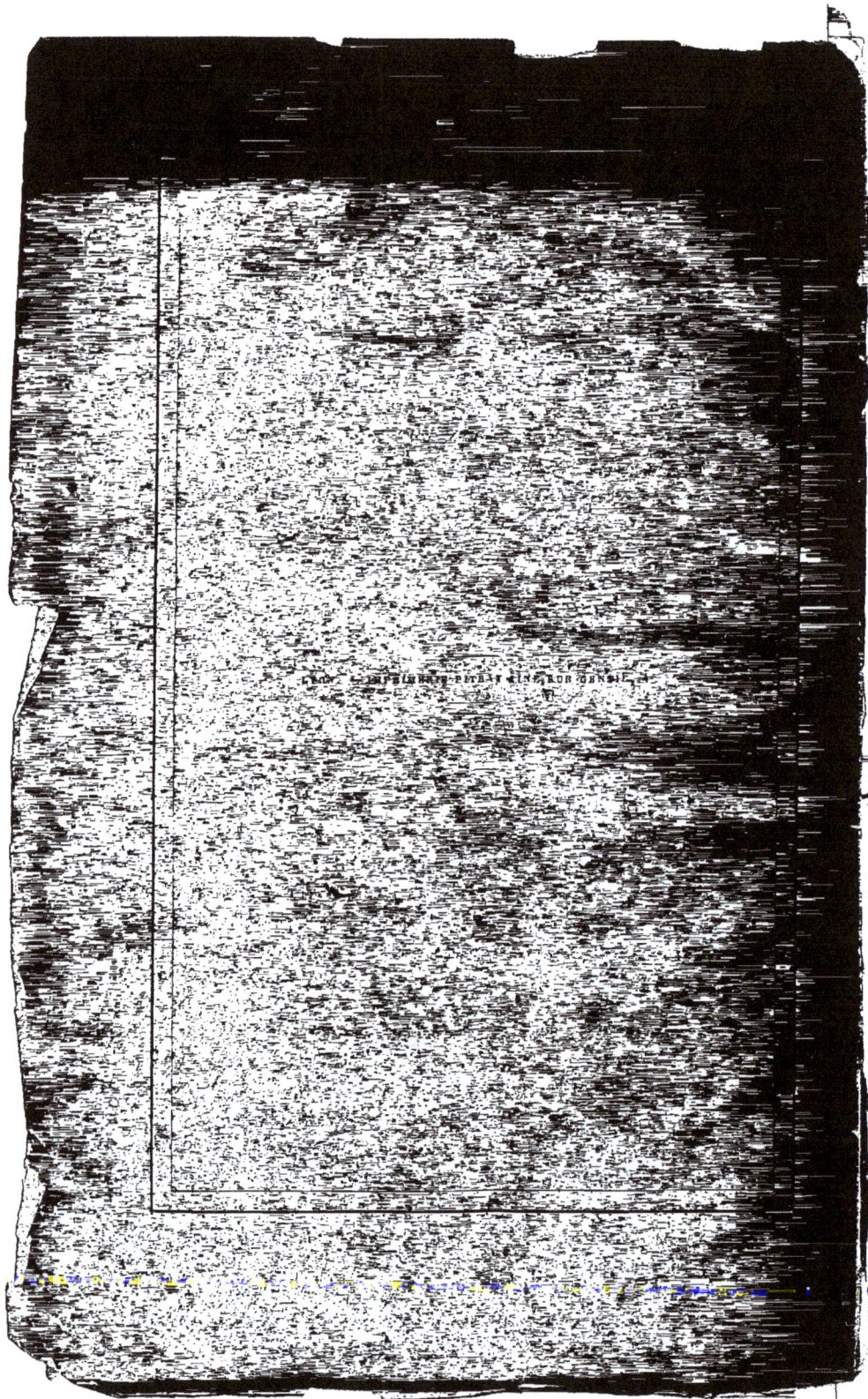

www.ingramcontent.com/pod-product-compliance
Lightning Source LLC
Chambersburg PA
CBHW071908200326
41519CB00016B/4533